U0351851

我们每天

在生活与工作中穿行，

在钢筋与水泥中穿行，

将会碰到多少十字路口？

十字路口

变革时代的个人心理调适

中国南方电网有限责任公司干部学院　编

九州出版社 JIUZHOUPRESS｜全国百佳图书出版单位

图书在版编目（CIP）数据

十字路口：变革时代的个人心理调适 / 中国南方电网有限责任公司干部学院编. --北京：九州出版社，2019.6

ISBN 978-7-5108-8073-5

Ⅰ. ①十… Ⅱ. ①中… Ⅲ. ①心理调节－通俗读物 Ⅳ. ①R395.6-49

中国版本图书馆CIP数据核字（2019）第091784号

十字路口：变革时代的个人心理调适

作　　者	中国南方电网有限责任公司干部学院　编	
出版发行	九州出版社	
责任编辑	周　春	
封面设计	吕彦秋	
地　　址	北京市西城区阜外大街甲35号（100037）	
发行电话	（010）68992190/3/5/6	
网　　址	www.jiuzhoupress.com	
电子信箱	jiuzhou@jiuzhoupress.com	
印　　刷	三河市国新印装有限公司	
开　　本	880毫米×1230毫米　32开	
印　　张	7.5	
字　　数	125千字	
版　　次	2019年7月第1版	
印　　次	2019年7月第1次印刷	
书　　号	ISBN 978-7-5108-8073-5	
定　　价	48.00元	

本书编委会

主　编　　赵　杰

编　委　　陈　勇　温必成　刘　洋

　　　　　　王邦志　罗　艺　郑时应

　　　　　　朱　然　袁宇立　李东耀

本书主编 赵杰

改革开放的受益者，央企发展的亲历者，电网技术的研究者，人才发展的践行者。

1961年出生于广西，1982年毕业于西安交通大学。清华大学博士，教授级高级工程师，享受国务院政府特殊津贴专家。

多年来在央企一线从事技术研发及管理工作，后从事人才培养工作，见证改革开放四十年来的央企变革，深入思考组织管理及人才发展相关课题。主要参与的"高压直流输电工程成套设计自主化技术开发与工程实践"项目获得国家科技进步一等奖。作为主编，公开出版《±800kV直流输电技术研究》《电网防冰融冰技术及应用》和《员工职业发展指南》等著作。

作为爱好文艺的理工男，主张从容工作、快乐生活，平衡、低碳，过好每一天。从小酷爱音乐，12岁自发学习小提琴，以琴会友，取长补短，曾录制小提琴小品CD。

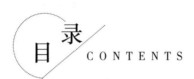

目 录 CONTENTS

前　言

　　你焦虑吗？你是否发现自己身边的人普遍焦虑？焦虑不来源于发展速度或者生活质量，而来源于对未来的不确定性。

　　你是否想过为什么？我们贫穷过，我们发展缓慢过，但我们从没有像今天这么焦虑过。我们走到了改革开放的第四十个年头，改革进入深水区，石头也越来越难摸。我们处在一个历史的转折期，下一段征程正待开启。

　　这是我们阶段发展的彼岸，但已经接近于人类发展从未到达过的未知地带。我们独一无二的文化和体制，带领我们以超出理解的速度和巨量的人口到达了已知世界的边缘。我们的焦虑，来源于巨大的未知。因为从此，我们将会做全新的探索。

　　一穷二白的年代我们研究"两弹一星"，我们艰苦奋斗，但我们并不焦虑。因为我们确信，它是可以被造出来的。而未来的不确定性，使我们谨慎、犹豫、焦虑……

人类，站在了理性与欲望的十字路口。理性告诉我们要回归本源，掌握人生的意义；而欲望，又驱动我们探索所有未知。我们迷惑并争论方向问题，于是焦虑……

国际社会，大局稳定地发展七十多年，全球发展不平衡、不充分的一些突出问题尚未解决，发达国家和发展中国家竞争日趋激烈。我们担心发展止步，于是焦虑……

我们的国家，经历七十年思想解放、政治进步、经济发展，终于来到了繁荣富强的关键时刻，民族复兴不再只是理想，而真的触手可及了，自信中隐含着紧张。于是焦虑……

企业，面临着互联网无边界的纷争或打劫；社会责任和创造利润的平衡面临拷问。于是焦虑……

作为个人，在这个飞速变化的大环境下，工作是否面临更大的挑战？房子买过了吗？房贷还有多少？孩子的教育能否匹配你的期待？退休那天，到底能领到多少养老金？这一切问题让我们陷入焦虑。

各种焦虑一层层传导并相互影响，于是我们身处的社会躁动了起来，这种情绪终究会影响到基础心态，造成我们在工作中的浮躁：沉不下心、蜻蜓点水、不分主次，往往手边一堆工作却思路混乱而无从下手。同时也造成我们生活中的凌乱：容易急躁，不能善待身边最亲密的人，以及用物质奢侈化来掩盖心态的失衡。最终尚未触摸到未来，反而失去了当下。

这种描述也许把事情说得严重了，但这也确实普遍存在于我们的工作和生活中。解决这些问题，我们有很多管理工具可以应用，但最终，是要从心态上解决问题。

本书会告诉你这些焦虑的本源，我们清楚了问题存在于哪里，自然可以从容应对。当我们深入理解了人类、社会、企业、个人的发展规律，也终究会发现这些焦虑本身就是无源之水，是我们虚构的压力。一个国家民族能发展成什么样，是由每个人的选择决定的。每个人都从我做起，从容工作，快乐生活，国家民族才能繁荣富强。

人类发展要考虑两个重要因素：一个是物质世界的自然规律，一个是人的心理。管理科学、技术实力，有其自身发展规律，比较容易验证和归纳。人的心态则较为复杂，对人类发展的影响也更为直接，需要用哲学思想来启迪和引导。

本书涉及两大部分，一部分是科学层面，更多地应用自然规律，来解决我们工作中的规划与效率；另一部分侧重于哲学层面，来调整我们的心态。请注意：这两者是相辅相成的，并不相互独立。如果换一个角度看待科学与哲学，其实二者都是我们所追求的真理，无非前者已用实验验证，后者需要我们用更为庞大的人类活动来尝试。哲学不可证伪，但可启迪。

对于工作，我们探讨的方法是，首先找到那些在职业生活中让我们不从容和低绩效的源头。这些源头大致可分为六类：第一是对待职业的错误认知；第二是与能力不相匹配的定位；第三是过于理想化的计划；第四是缺乏条理和重点的工作方式；第五是不能预见应对风险和变化；第六是低效的组织管理方式和文化缺失。然后针对这些问题的源头，探讨解决的方法，以从容和快乐的心态工作，从而获得高绩效。

对于生活，我们探讨的方法是，深入理解生活的本质意义，不被浮云蔽眼，不受幻象干扰。包括活在当下，抛弃不必要的对物质的欲望，摆脱攀比心理，从简单的生活中发现美好，培养爱好以丰富我们的生活等等。

在工作和生活中，我们都应该回归本质：去芜存菁，删繁就简。

焦虑已成为时代特征，抛开大历史、大环境孤立地观察问题是产生认知偏差的常见错因。在工作和生活中调适心理，有必要更深刻地理解我们所处的时代和环境，比如"一带一路"倡议的大方向可以有效解决产能释放及基础建设等发展问题，进而会有利于我们每一个人。

因此本书将会有部分篇幅分析我们的时代背景，谈到我们的国家。大多数时候，我们并不是在自我思索中强化认知，而是在类比启迪中完成进化。

原始人是没有工作状态的，采摘和狩猎本身也是生活的一部分。随着社会发展和分工变细，职业化的"工作"

产生了，这是社会一大进步，极大提高了生产效率。而随着社会进一步发展，社会分工越来越细，"人"这个社会主要载体逐渐变得工具化，成为"社会大机器"的一个齿轮。工作变得不快乐了，有些人开始排斥工作，工作也开始和生活对立起来。那么，我们是否可以回归本源？工作，本身还是生活的一部分，和家庭、休闲、娱乐一起组成了我们的生活。工作从容，则生活快乐；生活快乐，则工作高效；工作生活皆从容，则职场家庭双幸福。这里存在一个正循环。

这个正循环是通过设立科学的目标、正确地安排工作和资源、将专注力保持在重要的事情上、清醒应对变化和不确定性、创造从容工作的组织文化等来获得的。从容的状态和高效的工作都是我们追求的目标，或者说，我们致力于寻求高效工作，获得从容和快乐的源泉。

同样，以从容的心态面对工作和人生，并非意味着没有理想、没有追求，而是从容而不急趋，自如而不窘迫，审慎而不犹躁，恬淡而不凡庸。这就是人生宁静方致远、万物静观皆自得的意义。

无论你是初入职场，还是已经经历过职场的磨练；也无论你是普通员工，还是管理者，我们都希望这本书能够为你正在探寻的问题提供一些答案，或者带给你一些新的思考。我们相信这些运用在工作和生活中的理念和方法，能够帮助个人提升心理素质，促进心理健康，建立不仅适应变化而且驾驭变化的职业人格，在瞬息万变的社会潮流中，抓住机遇，把握方向，确立目标，享受工作与人生。

我们希望本书提供的答案既是创新的，也是基于传统的。

它是创新的。因为它用更新、更宽的视野，针对传统的问题，给出新的答案。职场人士不能仅通过能力、技术、方法的提升来应对挑战，而应从更深层次上，通过个人修养、性格塑造、心态磨练，来建立自己的职场人格。

它是传统的。因为本书的解决之道建立在中华民族的传统智慧上，它包括日常经验、专业洞察、朴素观念和普遍原则。它既受传统的儒家文化的启迪，也来自对自然科学的系统性理解；它既来自个体的感悟，又最终沉淀为集体的智慧。这本书是对这些智慧、洞见和感悟的学习、提炼、加工和总结。

基于传统，我们走到了现在这个十字路口；面向未来，又该何去何从？在传统中萃取智慧，用更新的视野给出新的答案，我们尝试在本书中与大家一起探讨。也许，传统与创新的邂逅，才是那把调适心理的钥匙。

上篇

从容工作篇

生活最沉重的负担，

不是工作，

而是无聊。

——罗曼·罗兰《忙碌与进取》

人类已有数千年文明，文明的进程并非匀速，而是伴随着几次大的技术革命而跃迁发展。金属器具的使用让劳动效率大幅提升，资源利用更加充分，农耕文明率先解放了大量劳动力，人类可以更多地思考社会和组织，我们走进文明社会。

从蒸汽机到内燃机，能源的利用让我们解放了更多劳动力，我们可以更有效率地构建经济体系，迈向了工业社会。

计算机及信息技术推动了又一次革命，全世界以前所未有的方式连接在了一起，技术从未如此快速地发展，物质极大丰富，精神和交流也更加多元化。

人类，在劳作中发展，在发展中总结，在总结中完成更高效的劳作组织，催生更多的产业，形成更复杂的组织形式，也带来了竞争的压力和生活的焦虑。这是一个有趣的悖论：充满对幸福生活的向往，人类努力进化，人们辛苦劳作，而最终饱受压力。

面对压力，面临"不确定"的未来，我们很容易失去自我，被焦虑社会所裹挟。而我们职场中人的可支配时间大部分用于工作，只有在工作中从容面对，才可能有一个淡定的心态。梳理清楚工作的架构，回归心灵的本质，我们不仅可以心态平和而从容，而且能提高工作效率。

在本篇中，我们将从工作的意义、工作心态、工作规划、分类管理、危机应对和组织绩效这六个模块来探讨如何在工作中调适心态。这六个模块是递进关系，包含了我们工作中碰到的常见问题。

CHAPTER 1

我们为什么要工作?

工作是人最有价值的行为

如何看待工作，决定了我们在工作中基本的心理状态。因此，要获得从容工作的状态，必须建立与此相适应的工作认知，即工作价值观。本章将会从四十年改革开放史讲起，论述国家充满激情，人民努力工作，创造了现在安定团结的局面。而我国当前在国际上的地位，也告诉我们：通过我们每个人的努力，国家将有更可期待的未来。

　　对于个体而言，如何利用好工作这把打开人生幸福和财富的金钥匙，有两个途径：一个是用工匠精神经营事业，为企业创造价值；另一个是通过持续的岗位学习，不断提升自己创造价值的能力。

◇ 历史——1977的十字路口

1977年，中国处在一个巨大的十字路口。

"四人帮"的粉碎给了处在困境中的人们一个希望，也给周恩来、朱德、毛泽东的逝世，以及唐山大地震这些接二连三的噩耗画上了句号，中国在接近谷底时重生。

这一年，在天安门广场进行的纪念周恩来去世一周年的活动中出现了这样一条横幅："要深入批邓：小平同志，你拿这么高的工资，不出来工作不行咧！"而在几个月前举行的1976年广交会，是历届广交会中最特殊的一次，广州组织了参加交易会的职工和代表差不多2000人，沿着东方宾馆、越秀山、环市路绕交易会走了一圈，队伍喊着"打倒四人帮"的口号，游行了一个多小时才回到展馆。

这一年，中国的众多遗留问题依旧存在，它们的解决和落实还要等待邓小平复出，但新的时代已经在拉开序幕。

这一年的10月12日，开启了"文革"中断十年后的第一次高考，积压十年，共计570万满怀理想的青年走进考场，其中27万人改变了命运，这个比例是4.8%。这批人在经历几年"真正"的教育之后，踏上了工作岗位，已成为社会建设的骨干力量。

在之前的十年里，他们"上山下乡"，在各种偏僻的环境里被政治运动耽误着人生。走出考场时，他们是忐忑的，还不知道国家的命运和自己的人生将走向何处，但更多的感受是有了希望，通过这十年的第一次高考，他们终于有可能自己选择改变。这些人里面有考上了的李克强和当年没考上的俞敏洪，他们不仅改变了自己的命运，而且，现在一个人在改变国家，另一个人在改变千万学生。

在中国国运接近谷底的这一年，我们把这个问题代入历史：是什么驱使着邓小平"三落"之后第三次复出工作？是什么驱使着570万热血学子走进考场？又是什么成为李克强、俞敏洪们的工作动力？

我相信，他们当时都不会去思考"为什么工作"这个"无聊"的问题。人，当然要工作，否则干吗？何况，在这个转折的关口，我们不会去深思做什么，而一定会想的是："做！必须做出改变了！"

四十年后，中国已经完全是穿越状态，跨越式的变化让我们再也找不到过去的影子，甚至连记忆都淡了。那么，在长期和平稳定的今天，很多人会问自己这个无聊的问题了——

◇ 我为什么要工作？

我为什么要工作？

这个问题是如此浅而易见。我们问自己几个问题：

如果没有了远大的理想，你还愿意工作吗？绝大多数人的选择会是肯定的，这就不是一个忧国忧民的年代。

如果工作让你痛苦，你还愿意工作吗？起码一半的人会选择是，毕竟还有养家糊口的责任。

如果不发工资了，你还愿意工作吗？我不知道有多少人会选择继续工作，大多数人应该不会。物质是经济社会最根本的驱动，薪酬是工作能力最靠谱的标尺。正如群众的条幅所言："小平同志，你拿这么高的工资，不出来工作不行咧！"

是的，拿工资不工作不行，工作不拿工资也不行。但工资和工作的等价交换（尽管我们还并没有把薪酬的平衡性做好）只是最基础的指标。岗位会变，工资会变，物价会变，工作和绩效的考核本身就是门大学问（这不在本书探讨范围）。

还有很多问题对我们关系重大，好比，这份工资对我公平吗？工资能不能多拿点？拿不了更多工资我还能快乐吗？如果不快乐我该怎么办？我能否在工作的同时，也拥有让我骄傲的理想？这些才是本书要讨论的更重要的问题。

不考虑外部环境而把一件事情孤立出来单独观察，是要流氓的研究方法。有必要把我们的工作状况放入更宽广的世界中去观察，来看看我们以及我们国家的现状——

◇ 局势——我们的位置

纵观人类历史，中国大部分时间雄踞世界文明顶峰，只不过在工业革命后西方世界占主导的全球体系中，中国开始沉睡，国力式微。1820年，在中国领导下的亚洲经济体量占到世界经济体量的三分之二，中国经济体量全球占比高达32.5%，而在谷底重生的1977年，中国经济体量占比最低，仅为2.44%。

必须记住的一点是，我们所关注的往往只是工业革命之后的这段时间，但是这段时间并不能代表人类历史的全部。就人类历史的整体来说，中国，始终发挥着一个非常重要的作用，在一半以上的时间里，创造了主要的经济活动并推动文明发展。而中华民族历经几千年而屹立，数次谷底重生，和我们认真工作的民族性格是分不开的。

当今世界的版图

按美元计算的话，现在中国经济体量基本已经达到美国经济总量的三分之二。假设美国的增长速度将会达到年均2.5%，而中国的年均增长率将会达到6.5%并将长期保持，那么中国将在十年之内成为世界上的头号经济体。

这将成为一个极具历史意义的时刻。自从一百多年前美国赶超英国成为世界头号经济体之后，这个事实一直都没有发生改变。而无数中国人的努力工作，除了创造自己的幸福生活之外，民族的伟大复兴，是一个重要目标。

人民收入水平及购买力

国家统计局于2018年2月28日发布的《中华人民共和国2017年国民经济和社会发展统计公报》显示，2017年全年国民总收入825016亿元，比上年增长7.0%。其中7个省份人均可支配收入超过3万元大关。而北上广深等一线城市，均已向6万元挺进。

我们再看一下早已完成工业革命的发达国家。

在美国，年收入10万美元以上，已经是收入前5%的水平。而根据美国劳工部各州工资数据，再按各州就业人口加权平均得出的2017年全美雇佣者税后月薪中位数约为2500美元，大致相当于国内一个月15000人民币的工资。

根据位于科隆的德国经济研究院（IW Köln）的界定，德国单身中等收入者每月净收入为1731欧元，约合13000元人民币；一个四口之家，中等收入水平则是2908欧元，约合人民币21800元。

而法国，"黄马甲"运动之后，各个行业曝光了收入无法应对支出的困境，国民每个月可支配收入的中位数为1700欧元，且中等收入人群平均收入每年仅增长1%或更低。

在日本，全体5810万职业人的加权平均，税前月薪中位数约263365日元，按20%扣税，大约不到13000人民币。

如果你在一线城市，如果你的税后月薪超过15000元，基于国内较低的人力成本，你已经在物质生活上超出了一半发达国家人口。当然，我们的劳动参与率要高出不少，公平分配和社会保障也有待改善。中国的整体发展状况与发达国家相比还有明显的差距，但相较以前，从人均上追赶欧美也已经是可以期待的事情了，而我们的发展速度更是有目共睹。

再看发达国家。由于制造业低迷、就业不振、分配不均等等问题，2016年美国大选才颠覆性地选出了特朗普。作为富足自由代表的美国人民，开始觉得需要改变了。日本正在经历第三个失去的十年。欧洲因福利问题、移民问题正导致左右分化，离心主义渐强。

中国在迎头赶上，无论现在社会存在多少导致焦虑的社会问题，这一点都无可否认。而这一切，发生在短短的四十年内，这种发展，是建立在国家充满激情、人民努力工作的基础上的。国家经历了无数争论、尝试、调整，才走到了一条整体正确的道路上，才发生了我们眼前的这些变化。

◇ 工作的意义

大国博弈

发生在2018年的中美贸易纷争与其说是经济博弈，倒不如说是发展之争。正是因为中国的高速发展引发了其他国家的忧虑。美国除用贸易关税挤压中国制造业发展之外，还对中国科技企业发起了技术出口限制，先后将中兴通讯和福建晋华列为出口管制对象。

2018年6月12日，中兴和美国商务部工业与安全局（BIS）的和解条款阶段性尘埃落定：

1.中兴通讯在BIS签发2018年6月8日命令后60日内一次性支付10亿美元。

2.中兴通讯在BIS签发2018年6月8日命令后90日内支付至由中兴通讯选择、经BIS批准的美国银行托管账户额外的4亿美元罚款(监察期内若中兴通讯遵守协议,监察期届满后4亿美元罚款将被豁免支付)。

3.在中兴通讯全额支付10亿美元及将额外的4亿美元支付至美国银行托管账户后,BIS将终止其于2018年4月15日激活的拒绝令,并将中兴通讯从《禁止出口人员清单》中移除。

4.中兴通讯将在30日内更换本公司和中兴康讯的全部董事会成员。

中兴通讯将在30日内与本公司和中兴康讯的现任高级副总裁及以上所有的高层领导,以及和其他参与过合规工作的管理层或高级职员解除合同。

5.中兴通讯将在30日内自费聘任一名独立特别合规协调员,对中兴合规情况进行监督,并平等向中兴通讯总裁和董事会、BIS汇报。

6.中兴通讯将完成并提交九份遵守美国出口管制法律的审计报告,其中六份审计报告将由协调员完成。

罚款、押金、更换全体董事会、聘请美国籍监督员……可以说这是一份屈辱的和解协议。而根据2017年和解案美国司法部网站公布的和解协议原文,中兴虽在更早的协约中违反出口规定，但随后已经认罚并整改。从严谨角度解读协议，这次中兴并无不合规的地方，并且仅在2017年就投入超过5000万美元用于出口管制合规工作。

然而在中美双方的竞争态势下，处罚还是来了，说中兴是替罪羊也好，说中兴内部管理疏忽也好，尽管你真的很有诚意，而结局全凭他们一句话。归根到底，是美国用国内法管辖了全球，而这建立在美国强大的技术和产业能力之上。

中国制造已经迎头赶上，中国技术还任重道远，尤其是创造一个产业标准的能力，这是我们努力工作更高层面的意义。我们每个人都应该为此而努力，打破产业霸权的垄断。这一点，不仅仅是为了我们的现在，也为了国家的持续发展和子孙后代的安全幸福。

同时，这件事情也给我们敲响了一个警钟，在我们的工作中，除了要志存高远，打破垄断，更要在一丝一毫的细节中有理有法，细致严谨。

工作是手段，美好的生活是目标

我们的焦虑来源于未来的不确定，这里的不确定既有对个人发展路径的担忧，但更大的层面是环境的稳定：国家是否富强，人民是否安居，世界是否公平与正义？既然发现了问题，我们就该着手解决它。

无论安全的环境，还是稳定的个人发展，都离不开扎扎实实的工作。近四十年的发展历程告诉我们：随着国家的发展，个人的安全感是稳步上升的；而现在对未来一些不安的揣度，也会随着国家发展而逐步解决。

在每一个岗位上，做自己应做的工作，怀着民族复兴的理想，怀着对上一代社会工作创建者的敬意，为了下一代能有更公平正义的环境，我们认真工作，拿着不多也不少的薪酬——这才是踏实的人生。而每一个这么踏实的人生汇聚起来，我们相信，理想可期。

我们为生存而工作，为不虚度光阴而工作，更为伟大复兴的荣光和后代的安全与幸福而工作。读到这里，你是否更能理解你工作的意义？

◇ 经营我们的工作

我们必须承认，很多人对于什么是自己喜欢和擅长的工作，还没有来得及思考，就匆匆步入了职场的大门；或者即使知道自己的兴趣所在，可能也没有那么幸运刚好就能从事它。但其实，这并不妨碍我们从工作中找到乐趣。

当我们认真对待工作，努力把它做好，将会从中获得成长，还会有所建树，从而产生工作成就感，于是我们变得更喜欢这些我们擅长的、能带给我们价值感的工作。这就构建起我们和工作之间的良性循环。

这就好比婚姻，如果一开始就能找到自己真心相爱的人，固然幸运；但我们也看到，即使具备这个条件的婚姻，也可能面临失败。因为对于好的婚姻来说，最重要的不是彼此开始有多么相爱，而是能够帮助对方成长，让双方呈现出最好的一面。彼此造就，更加相爱，良性循环，这就是对好的婚姻的经营。

工作也是如此。确定工作是否对我们具备吸引力的，不完全是工作条件本身，更多的取决我们的意愿。我们是否有意愿、有能力从工作中获得成就感？是否能以匠心去经营自己的工作和事业？

工匠精神和工作的价值

西班牙有这样一则故事：三个建筑工人在工地上辛苦地工作。有人问他们："你们在做什么？"第一个人回答："我在砌砖。"第二个人回答："我在赚钱。"第三个人回答："我在建造世界上最辉煌的艺术品。"后来，前两个人一直只是普通的建筑工人，收入也只能勉强维持家庭生活；而第三个人却成为杰出的建筑大师。

同一份工作，不同的人对于工作意义的认识可能会大不相同。如果我们认为工作的意义仅局限于在砖瓦的搬运堆积和养家糊口上，那么这个工作当然是不值得投入热情的；我们认为工作的意义是在建造流芳百世的艺术品，那就值得以工匠精神付出全部的热情和心血。所以对工作意义的认识，会影响到我们对工作的投入度。

工作的价值可以从以下三个方面来衡量：

这项工作完成后带来了什么结果？

这项工作解决了什么问题？

这项工作让自己获得什么样的经验和成长？

当我们不仅看到眼前要做的事，而且在做事前就能够看到以上三个问题的答案，我们就找到了工作的价值和意义。

工作的责任感

责任感是工匠精神的动力。所谓责任感，就是自己对结果负责的意识，以及由此激发的自我驱动。责任感体现在微观和宏观层面上。

微观层面的责任感，指的是对工作结果负责的思维方式。而相反，如果缺乏责任感，就是把自己交给工作任务、交给上级，被工作任务和上级牵着走。工作任务是什么或者上级要自己做什么，自己就做什么，不会从解决问题的角度，也就是从做这件事最终目的的角度去思考工作，其结果就是工作的被动和缺乏成就感。

例如，上级让下属打电话去协调某事。没有责任感的下属可能这样向上级反馈："某某的电话打不通。"而如果有责任感，就会积极思考自己的岗位是为组织解决什么问题的。因此，会主动拓宽工作的边界，发现工作中存在的问题，思考如何解决这个问题，以及是否有更好的办法去解决它（即创新）。一个任务来了，首先搞清楚在这件任务的背后最终要解决的问题，然后以此为目标，思考如何更好地完成这个任务，从而体现自己的工作价值。

宏观层面的责任感，就是对自己整个事业的主动态度。而责任感的欠缺，体现在被动地对待自己的事业。

例如，有些人的专业是父母帮忙选择的，工作是父母帮忙安排的，在进入职场的那一刻，他们就持有被动的思维，等着自己被培养、被发现和被提拔，如果没有得到这些机会，就抱怨运气不佳。可以说，这些人一直在等着别人发牌，并总是期望凭借自己得到的一手好牌，获得好的工作结果。而对事业的责任感，意味着不依靠外部推动的自我启动，能够对事业做清晰的定位、理性的规划并为之付出努力，由此获得对事业的掌控。

先发优势

有一个办法能够帮助我们更容易坚持和有耐心，进而磨练工匠精神，那就是先发优势：在工作的起始阶段就更

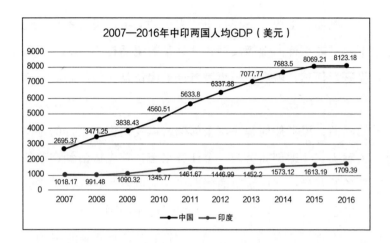

2007—2016年中印两国人均GDP（美元）

投入，花费更多时间，努力做到更好。

中印的发展历程能充分证明这一点。中印差不多是在同一个起点上开始发展。我们在1978年开始改革开放，确定了以经济发展为中心的思路。1992年邓小平同志南方谈话，更是放弃一切争论，鼓励发展制造业，承接产业转移，沿着产业链由低向高层层推进，从纺织品到玩具，到机电产品，再到汽车高铁，每占据一个制造业类别就紧抓不放，继续向上攀爬。

而印度于1991年开始的改革，因为政治体制问题，并未坚定贯彻，很多时候为了选票而折中平衡。与此同时，中国制造业的体量已足以供应全世界中低端消费品，先发优势明显，之后的印度发展制造业的路径被堵，困难重重，仅靠IT外包等服务业，无法容纳更多就业。经历了近二十年的反思，终于在莫迪任期内重举制造业大旗，但留给印度的机会已经不多了。

起跑线的意义在于由此建立起来的兴趣和信心，这两样宝贵的财富能成为耐心和坚持的源泉和动力。对个人的工作，意义同样重大。有时候真正的起点并不重要，但你是否倾尽全力在起点起跑很重要。

在经营自己的事业时，又如何做到坚持？我们应该把自己做的事，从一个点演变成一根长期的线。手头做着一件事，同时盯住多件正在进行的事，同时考虑下一步要做的事，不断地修正目标，也不断地根据目标调整姿态。

在职业生涯发展计划的制订上，长期思维的作用给予我们目标感；同时，有长期思维才能有长期的坚持。我们经常会发现有这样一种人：教育背景良好，为人聪明，沟通能力很强，但经常跳槽，看到有名、有实力的公司招聘，就会去应聘而往往能够成功。但这种人的问题是，他在任何一个单位都呆不久，因为太缺乏耐心了。在每个岗位，都希望尽快得到重用，希望尽快获得好的回报，他的目光永远停留在"下一个"更好的岗位上。由于做事没有延续性，一直处于不断的放弃和选择中，反而和自己希望的结果渐行渐远。

对事业的坚持，意味着找准自己的事业，潜心去做好它。很多人的成功，依靠的不是他们在某个领域比别人的起点和能力高出多少，而是在于长期的坚持。只要把一件事从一个点拉成一条线，你就会发现，和你竞争的人立刻就少掉一大半。长期坚持就是用勤奋和耐心，等待时间玫瑰的盛开。

◇ 工作中提升价值

查理·芒格说："要想得到你要的某种东西，最好的办法是让自己配得上它。"这句话很适合用来说明工作的价值回报和价值贡献之间的关系。如果我们希望获得更好的报酬，最好的办法就是让自己的工作配得上它。

学习成长是提升自己价值的不二法门。有时价值会被低估，但终究会获得矫正。幸福就是选择权，而能否掌握选择权取决于自身能力。这里我们要探讨的就是如何通过有效学习，从而提高自己的竞争力和选择权。

在经济和技术快速发展变化的今天，我们不仅感到紧迫，而且焦虑，担心自己知识匮乏而落后于他人，因而希望通过不断的学习跟上时代的步伐。从目前中国互联网知识付费类型的 APP 用户达到 5000 万人这个数据，就可反映出这一潮流。我们有必要来探讨一下，如何才能有效学习和吸收知识？

很多人热衷于通过互联网学习，订专栏、订课程、订直播、订小迷圈，并对此给予很高的期待。一开始，也确实觉得这种方式的学习对自己有启发，但过了一段时间会发现，除了知道一些新名词、新概念，增加了一些谈资以外，并没有看到自己知识的进步和技能的升级，甚至还在原地踏步，进而怀疑这种学习方式的有效性。

这些学习方式没有带来进步，有两个方面的原因：一是筛选知识的能力问题，二是懂得某个知识并不等于掌握某个知识。"知道"和"做到"之间，还有很大的距离。而很多现有学习方式存在的最大问题是，它们能让学习者知道概念，但却无法帮助学习者形成将知识转化为解决问题的能力。这些知识离开了具体的场景，缺乏运用和实践机会，所以始终只能停留在"知道"的层面。那么，什么才是最有效的学习方式和路径呢？答案是：在工作中学习和实践。

首先，工作中的学习是问题导向的学习，有明确的目标。和一般性的、泛泛的知识涉猎不同，工作中的学习需求往往是被工作职责或任务所引发的。比如工作中需要撰写公文，于是我们需要掌握公文撰写的规范和方法，这样使得我们的学习具有很强的目的性，也非常聚焦。第二，工作中的学习是在实践中的学习，所谓的"做中学"。我们一边学习一边在实际中运用，使我们摆脱只学不练的困境，知识得到迅速转化和运用。第三，工作中对知识的实践运用，将会反映到工作的成果中。而我们的工作成果一般都会获得来自上级、同事或客户的反馈，这不仅使我们的学习成果得到检验，更重要的是，我们可以根据获得的反馈进行迅速调整，这是有效学习中最重要的因素。

接下来的问题，是如何选取学习提升的领域。我们的岗位知识技能分为通用知识技能和专业知识技能。要特别重视培养自己的通用知识技能，因为这些基础的知识结构能够让你的知识比较容易迁徙，也让你有成为跨界型人才或复合型人才的机会。有人对职场人士的教育背景和职场适应力的关系做过研究，结果发现，通识性人才似乎更有优势。

最近一项针对社交网站领英网的四十九万五千名会员的研究显示，目前在职业生涯中走得最远的正是那些阅历最广博的人。一个软件开发工程师的专业可能是信息技术以及某种或某几种程序语言，而理解客户需求的能力、方案撰写能力、设计能力、沟通能力、团队合作能力、项目管理能力、解决问题能力，则是他的通用技能。我们可以想象，如果他的技能仅仅集中在专业的层面，他的职场适应面、知识迁移能力都必定是受限的。在今天，人才需求体现为通才的 T 型的知识结构，也就是知识在广度和深度方面的结合，知识面既要广博，同时又要有深度。以这样的知识脉络做支撑，才能发挥出最大的价值。

行动清单

1. 思考题：你是否能胜任一个薪酬高一倍的工作岗位？如果不能，观察你身边这样的岗位，思考你还需要具备哪些能力，这些能力需要多长的时间才能具备？

2. 习作题：兼顾职业发展和个人兴趣的需要，三天内制定一份学习目标和学习地图，在一周内开始这些学习。重视基础的通用知识和技能的学习。

3. 训练题：在工作中，采取多种学习方式，包括复盘（思考如果再做一次，我会有哪些改善）、主动寻求反馈（我做得如何？哪些地方需要改进？）、对比和练习（工作的最后成果可能经过他人的修改和提升，对照自己和他人的成果，思考差异所在，并再次进行练习）。

CHAPTER 2.

开始你的工作吧

由"N-1",建立合理的职业期许

所谓不可能，

只是现在的自己不可能，

对将来的自己而言那是"可能"的。

——稻盛和夫《活法》

在讨论了如何建立积极的工作价值观后，本章将讨论如何对自己的职业进行定位。因为只有合适的定位，才能让我们拥有从容工作和成长的空间。基于透过现象看本质的"第一性原理"，我们将提出一个"N-1"的职业定位方法，分析为什么这个方法能让我们获得从容的工作状态，并推动我们的能力不断发展，事业不断进步；以及如何找到自己的职业定位，进而实现"N-1"的职业定位带给我们的价值。

◇ 透过表象看本质

人类并不是天生就会看到事物本质的，这是个进化的过程，而通常，越早能透过表象看到本质的地区，越早发展出了哲学，进而演化出灿烂的文明。

当世界上大多数民族看着河流奔腾，想象一切均是神灵安排时，孔子已经在思考"逝者如斯夫，不舍昼夜"的哲学问题了。几乎完全同时，古希腊的赫拉克利特说："人不能两次踏入同一条河流，因为无论是这条河还是这个人都已经不同。"中国和希腊，哲学在同时期启蒙。我们用"孔门十哲"的"哲"字来描述透过表象看本质的思维能力，而希腊用"Philosophia"来倾诉对智慧的追求。中国和希腊——东西方两大思想源泉奠定了两种文化的发展，进而推动政治体制、经济体制以及对以后尤为重要的科学的启蒙。

弗兰克·梯利在他的《西方哲学史》中写道："很少有民族的发展超出神话阶段。各个民族都是用神学解释自然现象，但唯有希腊不同，希腊开创了使用哲学来解释自然现象的历史。"显然，他漏掉了对此认知更早的中国，漏掉了孔孟老庄。

早期的发展显然在东方大地更为顺利，中国早早完成了文化和政治的双重统一，在一个绝大多数历史都是大一统国家的基础上，人民拥有幸福生活的时光远远超过西方。而西方在几乎两千年里，无论在科学发展还是政治体制上都相对落后，直到工业革命以后，科学开始以远远超出哲学的能量迅猛发展。而无论哲学还是科学，遵循的都是透过现象研究事物本质的规律。

现代科学的发展催生了大量应用科学，极大改变着我们的生活。蒸汽机、内燃机、电力、集成电路依次登场，一个多世纪来，几次对人类有重大改变的工业革命，都离不开基础物理发展的助推。

作为自然科学的带头学科，物理学研究物质最基本的规律，大至宇宙，小至基本粒子，因此成为其他各自然科学学科的研究基础。同时，物理学对社会学领域的问题，也具有重要价值。亚里士多德说："在每个系统探索中存在第一性原理。第一性原理是基本的命题和假设，不能被省略和删除，也不能被违反。"埃隆·马斯克将此发扬光大："我们运用第一性原理，而不是比较思维去思考问题是非常重要的。我们在生活中总是倾向于比较，对别人已经做过或者正在做的事情我们也都去做，这样发展的结果只能产生细小的迭代发展。"

"第一性原理"的思考方式对我们极具指导意义，让我们一层层剥开事物表象，看到本质，再从本质一层层往上走。我们将从物理学规律中思考和讨论个人生活和工作。

◇ 什么是"N-1"的职业定位

在电网规划中，有一个保证电网稳定的原则，叫做"N-1"原则，又称单一故障安全准则。按照这一准则，电力系统的N个元件中的任一独立元件（发电机、输电线路、变压器等）发生故障而被切除后，应该不造成因其他线路过负荷跳闸而导致用户停电。用通俗的话来说，就是网络中停运任意一个单一设备，不会造成对外用户停电。为了提高供电可靠性，在电网中运行的设备或处于备用状态的设备，都要有一定的裕度。

在电力系统中，用功角特性来描述系统的稳定性。自然功率PN用来衡量电力网络的输电能力，它是电网最理想的传输极限。在功率小于Pn的时候，系统容易达到功率平衡，有较强的抵抗风险能力；但如果系统功率达到了Pn的状态下，没有备用电力，一旦遇到扰动，系统很快就会失去平衡。

这两个概念有一个共同特点，那就是所有的能量不能被用到极限，必须保证适当的裕度，才能保持平衡与稳定。实际上，在工作生活中，"系统稳定"也同样适用。在做职业规划时，它给我们一个启示，那就是应当建立一种有能力裕度的职业定位，我们将其称为"N-1"的自我定位。也就是说，假设N是现阶段我们的能力允许达到的职位期望值，那么我们的自我定位就应该放在"N-1"上。能力相对于岗位的要求要有一定的裕度，这样才能确保在岗位工作上游刃有余，可以从容处理有关工作事务，实现职业能力的新平衡。

稳定对于经济和社会同样重要。中华人民共和国成立后的前三十年，我们的经济多次有过近20%的增长，但起伏较大，有些政治不稳定的年代甚至会负增长，随后再用三至五年的时间修复。周而复始，最终走到了1977年的经济谷底。谷底转折之后，我们以平稳的政局推动经济每年以相对稳定的速度发展，后四十年经济成就有目共睹。

回想我们这四十年的发展成就，政策清晰、人民勤劳等都是成功的因素，但最重要的莫过于政治稳定了，可见稳定性对一个系统的长期发展多么重要。在电网中，我们要求系统稳定；对个体，我们希望心态稳定；在管理上，我们追求各职位稳定有序——这样，无论是组织还是个人发展，都能稳定而快速地推进。几年之后回头一看，我们将会发现这种持续稳定发展的速度有多么惊人。

◇ 找到自己的N，让工作"系统稳定"

为什么我们要让自己的能力超过本岗位的能力要求，让自我能力相对于岗位处在一个有裕度的状态呢？最容易理解的原因是，只有当我们的能力超过岗位的要求时，我们才能得心应手地应对岗位挑战，获得内心的从容，甚至达到具有"心流体验"的工作状态。

心理学家米哈里·契克森米哈赖将"心流"（Flow）定义为个体将注意力完全投注在某件事情的时候，所产生的忘我愉悦、全神贯注的心理状态，心流产生时同时会有高度的兴奋及充实感，是一种极其愉悦的体验。

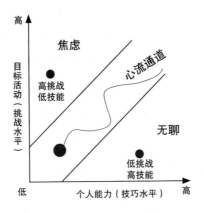

心流的产生依赖于个人能力（技巧水平）与目标活动（挑战水平）的匹配：如果一个人的能力低于他做某事所需要的能力，他会因为难度而感到焦虑；如果一个人的能力远高于做某事所需要的能力，他又会因为简单而感到无聊。而只有一个人的能力与恰当的工作难度相匹配时，才会既不感到焦虑，也不感到无聊，才会产生心流。因此，要产生心流的工作状态，就需要根据自己的实际能力来选择要做的事情，也就是合理的工作定位。一方面，事情不能太难，既有一定的挑战性，也完全是在能力范围内，是可以做得到的，用"N-1"的理论解释，就是我们当前的能力是N，而事情所需要的目标能力是"N-1"。另一方面，事情也不能太简单，太简单的事情又完全失去挑战力，于是，我们合理的定位应该是"N-1"，而不是"N-2"或者"N-3"。

另外，即使自我的能力超过了本岗位的能力要求，也并不意味着就已经做好了迈向下一个目标岗位的能力准备。在目标岗位上所要解决的问题，常常和目前岗位要解决的问题不一致。因而目标岗位的能力要求，很可能不是现有能力的更高标准，而是完全不同的能力要求。

专业人员在晋升为管理人员时面临的情况就是如此。对专业人员而言，衡量个人价值的是专业水平，岗位能力要求是能够解决专业问题；而成为管理者，除了具备一定的专业能力外，更重要的是处理综合事务的能力。业务水平的高低，并不是衡量一个管理者岗位能力的主要因素，而能否胜任组织所托付的管理职能，处理好组织所交付的一揽子事情，这才是应具备的岗位核心能力。

美国学者劳伦斯·彼得(Dr. Laurence Peter)在对组织中人员晋升的相关现象做研究后得出一个结论：雇员总是趋向于被晋升到其不称职的职位。在现实生活中确实可以发现很多例证：一名称职的教授被提升为大学校长后无法胜任工作；一个优秀的运动员被提升为主管体育的官员后无所作为。彼得的这个研究结论被称为彼得原理。彼得原理也从组织的角度说明，以某个员工在本岗位是否称职或优秀，也就是以其在当前岗位的能力表现N作为提拔的条件，可能是不足够的。对于一个组织而言，一旦相当部分人员被推到其不称职的职位，导致平庸者出人头地，就会造成组织的人浮于事，效率低下，发展停滞。因此，将一名职工晋升到一个无法发挥才能的岗位，不仅不是对其本人的奖励，反而使其无法发挥才能，同时也给组织带来损失。

我们还应该理性地认识到：大多数职业发展的瓶颈，其实都是能力的瓶颈。在职场中，往往是因为个人能力不足，才造成职业发展的停滞不前。而人们的一个普遍心理，是倾向于过高估计自己的能力，或是不了解自己尚不具备目标岗位所需要的能力，而仅把职业上的困局解释为外部环境的限制和机遇的缺乏。其实，在现代社会，人们面临的机会和选择都更多了，虽然偶尔会被埋没，但有能力者终究还会出头。如果被埋没，我们是否可以思考：为什么我会让自己长期被埋没？思考的结果还是会回归到能力的缺失上。这个能力可能是行动的能力、抓住机遇的能力，也可能是充分展示自己、让自己得到组织认可的能力，以及跳槽的能力等等。

建立"N-1"的职业自我定位，可以使我们在心态上保持平和，摆脱焦虑，避免力不从心、疲于奔命的负面状态，从容面对岗位的挑战，甚至获得"心流"的工作状态，从而更好地享受工作带给我们的乐趣和成就感。更重要的是，"N-1"的职业定位，要求每个职场人都努力学习、持续进步，积累岗位能力盈余，使自我能力始终超过岗位的要求。这不仅能让我们从容驾驭当前岗位工作，也能为我们的职业持续发展奠定能力基础，这也是"N-1"的职业定位所包含的积极正面意义。

那么，在一个岗位上，如何知道自己的"N"在哪里？又如何衡量自己是否超过了岗位能力的标准？最直接的方法就是看自己能否很轻松地解决岗位问题，并为岗位做出应有的价值贡献。如果你是一位公众号文案撰写人员，你需要解决的问题，就是找到和该公众号的定位和使命有关的主题，并按时交付有关的文案。而你需要创造的价值，就是读者愿意读、愿意传播你的文案，从而为公众号吸引和积累忠实的读者。因此，只要去观察自己解决问题时的难易程度，以及使用你的产品和服务的客户(这个客户既可以是外部的，也可以是内部的，比如上级就是你的客户)是否满意这两个维度，就可以判断出自我能力是否达到要求了；或者说，就能判断出"N"的定位在哪里了。

当然，个人能力N值并不是一成不变的，而是动态的。只要你在岗位上一直保持学习的状态，善于学习、获取经验、不断反思，并为此付出改进性努力，你的N值就会持续得到提升，达到一个比原来更高的、新的N值水平。那么，随之而来的就是职业的健康发展，你将能够从容地从一个现有的平衡状态跃升到另一个新的平衡状态。作为一个职场人，尤其不要放松对自我的要求，"N-1"不是对自我的放逐，而是追求更好的自我。

◇ 如何实现"N-1"

无论我们现在的职业发展处于什么位置，我们可能都会期许更高的目标。一旦这个预期目标没有实现，我们就会焦虑，甚至沮丧，觉得自己怀才不遇。

另一方面，在很多组织中，晋升的机会总是有限的。有时候，无论一个人多么努力或者多么优秀，仅仅就是因为暂时没有空缺的职位，就使得职业目标难以实现。这个时候，我们如何处理？

有位年轻人从一所知名院校博士毕业后，去了一家高新技术企业。他说上班的第一天，就发现在像车间一样宽大的办公室里，他的前后左右几乎坐满了来自各个名牌大学毕业的硕士和博士。但是他觉得自己做的工作并不能完全发挥他的价值，而面临的职场竞争又太激烈了，所以，工作不到半年时间，他就选择了离开。但他没有预见到的是，这家公司经过高速发展，现在已成为全球行业巨头，这个企业就是华为。高速发展的华为，也为它的员工创造了很多发展的机会。当年选择留在华为的同事，大多数都在华为发展得很好，达到了自己理想的职业目标。而这位年轻人，在之后的职业生涯中，换了多家公司，错失了不少机会，一直没有找到所谓"合适"的职位。

在职场中，适当的耐心是必要的，无论是这位年轻人的故事，还是阿里巴巴"最励志前台"董文红的经历，都能告诉我们这个道理。我们需要在"N-1"的位置上，自我修炼成长，经受时间考验。无论你目前处在什么样的位置上，只要你通过持之以恒的坚持和不懈的努力，能够为企业创造价值，就一定会获得自我的发展空间。人生是一场马拉松，起点很重要，但起点并不能决定终点！

我们还要认识到，大多数时候，跳槽并不能解决问题。特别是当能力还不足够的时候。就像人际关系学家熊太行所说："换游泳池解决不了不会游泳的问题，有些问题还是原地修炼更好。"即使考虑离职，也要思考清楚以下四个问题，我们把它们称为"离职前四问"：

第一问，对自己而言，现有的工作是不是真的已经没有价值了？通过对这个问题的思考，来确认自己是否还能从现有的工作中获得实现自我价值的机会。

第二问，我想要从新工作中获得什么？借助对这个问题的回答，进一步认清自己的职业志向和优势。

第三问，新工作能够带给我想要的东西吗？深入了解新工作的岗位内容和要求，评估是否符合自己的兴趣和优势，是否能让自己有实现价值和学习成长的机会。

第四问，对于新工作中不好的一面，我认识到并做好接受的准备了吗？任何工作都可能有它不尽如人意的一面，因此不宜对新岗位抱有盲目的乐观和不切实际的期望。将新工作过于理想化，只会让自己难以适应它。

其实，职业发展的停滞、职场上的挫折甚至失败，有可能带给我们另外的机遇，促使我们完成自我的修炼和提升，从而打开职业发展的新局面。乔布斯三十岁时，因自己创立的苹果公司陷入困境而被开除，而股东也都站到他的对立面。面对着巨大的失败，乔布斯却用最从容的心态面对："成功者的沉重负担没有了，取而代之的是初学者的轻松。"

一向自负的他真正开始反思自我。在苹果公司成立后的十年时间里，公司大部分时间都是在内斗中度过的；而很多情况下，这些内斗都是由他本人引发，或者使其进一步恶化的。但是被驱逐出苹果后，他有幸在皮克斯体验了强大的合作文化，互助协作让公司更加强大，乔布斯因此受到启发和激励。这也是他回到苹果之后的重大变化之一。他愿意对其他有天赋的人敞开心扉，被他们的天赋所激发、所挑战，同时也鼓励他们去做那些他本人无法独自完成的惊人创举。在《乔布斯传》一书中，作者认为，乔布斯在皮克斯的经历帮助他从一个冲动易怒、不易相处的苹果公司联合创始人变成一个处事冷静、泰然自若的"数码皇帝"。而正是这种思想和心态的转变，使得乔布斯在1997年再次回归苹果时，从一个天才的产品经理蜕变成为一个真正合格的、成熟的公司掌舵人。

因此，如果我们抱着"塞翁失马，焉知非福"的从容心态面对职业发展过程中的挫折，抱着"失败是人生礼物"的积极心态看待挫折，并以此作为学习成长和自我修炼的机会，通过反思总结出前行的经验，那么"N-1"的处境是否能成为我们进步的动力，进而在以后的职业和能力发展中建立起良性循环？就像一些在大企业总部工作的人员，在面临发展瓶颈后，会选择去基层从头做起。这些基层的锻炼，是为未来更长远的发展奠定坚实的基础。

在职场上，有时我们也会遇到相反的情况。即当我们的能力还处在"N-1"的时候，却因为特别的机遇，得到了N这个位置的机会。某公司的小张就是这样的情况。他本来从事的是技术工作，在原有岗位工作也比较出色，因此获得一个晋升主管的机会。小张到了这个岗位后，面临工作中出现的新情况、新问题，处理起来却只能头痛医头，脚痛医脚，每天疲于奔命。其实根本原因在于小张的能力不够，所以才会觉得勉为其难。解决这个问题的关键，是提升自我能力。新的职位不仅要具备专业能力，还需具备协调沟通能力、时间管理能力以及领导力等等。总之，小张应该一边做好工作，一边提升自己的能力，使岗位要求相对于能力处在"N-1"的状态。只有让能力超过岗位的一般要求，这个职业状态才是正常稳定的。如果能力不能胜任岗位，不仅会使人感到压力重重，也会失去进一步成长的空间。

很多优秀的企业，都会为员工能力成长提供持续的支持，不断提升员工的N，让员工为下一个阶段的职业发展做好准备。美国电力公司AEP的人才培养模式——Leaders Developing Leaders，即上级培养下级，就提供了一个成功的范例。它注重传帮带，注重在实践中学习。因此，对个人而言，除了个人自我学习以外，积极争取这些组织提供的机会，也是实现职业发展的有效途径。

能够让自己始终处于"N-1"位置的一个重要法宝，就是对自己要充满信心。无论目前的职业发展和能力状态如何，都要以积极的学习心态去面对。稻盛和夫在《活法》中这样说："所谓不可能，只是现在的自己不可能，对将来的自己而言那是'可能'的。我们应该用这种'将来进行时'来思考。要相信我们具备还没有发挥出来的巨大力量。"① 衡量自己的能力要用"将来进行时"。所谓将来进行时，就是以职业目标为牵引，持续不断地学习进步。用这种积极的态度对待岗位工作，无论我们走到职业发展的哪一个阶段，都会始终处于"N-1"的状态。

---

① ［日］稻盛和夫著，曹岫云译：《活法》，东方出版社，2012年5月版，第48页。

**行动
清单**

1. 思考题：我在我的岗位上创造了多少价值？这些价值是否匹配我的薪酬？

2. 习作题：阅读一本关于自然科学的科普书籍，并写读书笔记，思考自然科学中哪些理论可以应用于职场及管理。

3. 习作题：假设自己要调岗或者离职，模拟进行"离职前四问"。

4. 训练题：找出一项胜任力模型的能力短板，并开始尝试业余学习。

CHAPTER 3.

怎么开始我的工作?

五年计划和底线思维

社会主义是按计划进行的。

——斯大林

国家发展的经验一样可以应用于个体，我国的"五年计划"是经过历史验证的有效经验，可以应用于我们的职业规划。本章将分享一个九分计划的方法，包括:科学设定目标和行动计划；用底线思维评估计划的必要性并为最坏情况做好准备；不要按照理想状态设置目标并进行资源安排，要为意外情况留下处理时间。

◇ 五年计划

现在，几乎所有人都认为社会主义下的市场经济是我们正确且当然的道路，但这条路并不是必然结果，只是我们在实践中摸索，走向了这条道路。在改革开放的第一个十年里，关于市场调节还是计划主导的争论持续不断，我们的政策也在反复试探。

计划经济是苏联的发明，在多个社会主义国家进行了广泛的尝试，在"集中力量办大事"上有着显著优势，20世纪50年代曾带动战后重建的社会主义国家迅速发展，理论上并不劣于市场经济。两大阵营在体制竞争中各自大干，建设自己所遵循的"主义"。苏联也曾在20世纪70年代将工业力量发展到顶峰，甚至吸引了更多发展中国家加入阵营。

市场失效的弊端终于显露，从20世纪70年代开始，美国以晶体管、计算机类新兴产业作为发展动力，融合市场调节的经济体制，威力尽显，计划经济全面溃败，苏联解体。社会主义应该如何发展经济？这个问题盘亘在社会主义阵营各国头上。中苏两国终于在20世纪90年代初分道扬镳。

叶利钦走向了完全西化的政治路线，经济上也全盘掉头，市场经济、私有化、休克疗法，让俄罗斯人民在20世纪最后十年里吃尽苦头，国有资本流失，造成寡头经济，卢布崩盘，人民的财富被洗劫一空。幸运的是，我们在反复尝试之后，坚持走向了一条独一无二的自主道路——中国特色的社会主义市场经济。宏观上由国家调控产业方向，国家支柱产业由国企控盘，市场化产品交由市场调节，这些政策方向的确定，奠定了随后三十年中国经济高速发展的基础。

中国和越南都保留了计划经济中的"五年计划"，正是看中了"五年计划"在指导国家发展上的重要性。直到如今，我们还在"十三五计划"的指导下有方向地前进，"核高基""千人计划""金融扶贫"等计划对国家发展和国计民生的意义不言而喻，而这些几乎不可能靠市场自发完成。市场是把双刃剑，既可以调节经济，也可能是劣币驱逐良币。有计划的市场经济在我们近三十年的实践下，焕发了越来越蓬勃的生命力，中越两国的积极发展指标也充分印证了"五年计划"的有效性。

个人在组织中的发展，类同于国家在世界中的发展，你是否应该给自己定一个"五年计划"？

凡事预则立，不预则废。计划对于国家、企业、个人的重要性都不言而喻。作为国家，考虑到稳定发展和顺应时势的平衡，我们长期采用"五年计划"。作为企业，因为近十年来互联网的迅速发展，技术颠覆频繁发生，市场环境瞬息万变，很多互联网企业已经开始把计划修订期定为"半年"，因为一年后的事情已经谁都说不准了。作为个人，面对的参数不如国家复杂，面对的条件也不如企业多变，那么，我们认为个人计划修订期定为"十年"比较合理。

在这里，我们将个人这个十年期限的长期计划定义为"九分计划"，这里的"九分"不是数学意义上的90%，而是寓意着我们要尽可能去追求一个远大的、接近于我们潜力的最高值（十分）的目标。

◇ 人生目标，九分计划

科学的目标设定

哈佛大学曾做过一个关于人生目标的调查。针对智力、学历、环境、条件差不多的年轻人，对他们进行长期跟踪调查，了解他们二十五年后的状况。该调查发现，大约3%的人有清晰的且是长期的人生目标，10%的人有比较清晰但只是短期的人生目标，60%的人只有一些比较模糊的人生目标，还有27%的人几乎没有为人生设立任何目标。在二十五年后，那3%有清晰的长远目标的人都成为各界精英和领袖；10%有清晰的短期目标的人，成为所在领域的成功人士，事业有成；只有模糊目标的人，成为平凡的大多数；而那些从没有为生活制定过任何目标的人，大多都生活得不如意，抱怨社会不公平。可见，订计划本身也是个人能力的一种体现。

从这个调查中，我们可以得出结论：一个人是否有清晰的人生目标，会直接关系到自己的人生选择和未来的生活状态。同时，如何订立目标也很关键。在这里，我们将个人的长期计划命名为"九分计划"。左宗棠曾说人生应该"择高处立、寻平处住、向宽处行"，"九分计划"以此为指导原则来确定人生目标。

择高处立，目标要远大

孔子曾说："取乎其上，得乎其中；取乎其中，得乎其下；取乎其下，则无所得矣。"择高处立，就是胸怀远大的理想和抱负。志不立，则天下无可成之事。设定目标的意义，在于它能够提供给我们一个持续努力的方向。因此目标要足够远大，才能让我们有更高的视野，更清晰的方向；即使我们受到现实环境的制约，而不能完全实现目标，也不至于一事无成或者一无所获。现实中，我们也看到，一个人追求的目标越高远，他的才能和潜力就越能得到充分发展。

择高处立，就意味着眼光要长远，目标周期要相对长远。相反，目标周期太短会局限个人的视野，使得思考问题时过于受当下条件的制约，并且容易在挫折和困难面前退缩，轻易放弃目标。

美国畅销书作家丹尼尔·科伊尔的《一万小时天才理论》和马尔科姆·格拉德韦尔的《异类》这两本书，从不同的角度论述了"一万小时定律"。该定律是指不管你做什么事情，只要你能坚持一万小时的练习，基本上都可以成为该领域的专家。一万小时意味着在十年内每天花费三小时在所设定的目标领域进行练习。"一万小时法则"在成功者身上很容易得到验证。比尔·盖茨十三岁时有机会接触到世界上最早的电脑终端机，并开始学习计算机编程，二十岁时创建微软公司，他用了差不多七年的时间学习和钻研程序设计，超过了一万小时，因而成为这个领域的翘楚。作为一个有意义的参考，对事业规划而言，同样可以考虑将十年作为长期目标的时间框架，并为此进行持续的努力。

寻平处住，目标要可行

另一方面，目标要能够发挥对当下行动的指引作用，而不能完全脱离现实。因此，在设立目标时，还要秉持平和的心态，不能好高骛远。我们要看到目标和现实之间的联系，要能够清楚地回答，当下所做的事情和目标之间是什么样的关系，比如当下的工作如何为目标积累经验和能力。

"九分计划"认为，保证目标切实可行的最重要的措施，是对实现这个长期目标的路径做出清晰的规划，并落实到行动上。这样，目标才能真正发挥对人生的牵引作用。这个世界从来不缺乏梦想者，几乎每个人都曾勾画过自己的未来，并为这个想象中的未来而激动。但现实情况又是如何呢？大部分人关于未来的设想和计划可能仅停留在空想阶段，他们没有制订行动计划，更没有坚定不移地去执行；他们没有让自己朝着目标靠近，最终远大的目标只落得一纸空谈。

同时，"九分计划"认为，我们的事业规划不必涵盖整个职业生涯。也就是说如果一个人全部的职业生涯是"十分"长的话，规划做到"九分"就足够了。因为未来和现实的距离，会产生太多变化，导致目标失去意义或者根本无法实现。

如果你问一个儿童长大后想做什么，大概99.9%的答案都和实际的结果大相径庭。这是因为孩子的想法还处在发展和变化之中，所以对未来二三十年的职业设想没有什么实际意义。如果你曾经问过一些初入职场的人关于未来的设想，而他们能够清楚地说出从现在到退休这期间二十年的规划，且他们未来的生活真的遵循了同样的轨迹，那更大的可能并不是他们真正定下了什么计划，而只是根据别人的经验，所做的一种对未来的推测，其实他们自身并没有寻求过改变，只是随波逐流而已（或者更好听的说法叫做"顺其自然"），而刚好，外部的环境没有发生什么特别的变化，这种情况就正好出现了。如果我们看一下身边父辈们的生活，一定很容易找到这样的例子。但今天我们身处的是一个瞬息万变的时代，未知和变数太大，如果我们对工作和生活做规划时，把目光投向了数十年以后的未来，可能就太长久了。因此，目标周期不能太长。

向宽处行，实现目标的过程更重要

"九分计划"认为，无论是人生计划、工作计划还是学习计划，不仅达成目标很重要，而且为达成目标而努力的过程也很重要。做计划的目的不仅是让我们达成心中所愿，更重要的是让我们能够找到努力的方向，让我们拥有充实、幸福、有意义的人生。

为目标而努力的过程，体现的是我们的人生观和价值观。无论是我们愿意为之奋斗的理想，还是我们愿意倾注热情的事业，能够留下独特的、有意义的生活轨迹，即使最终目标不能实现，我们的人生也不会一无所获，留下遗憾。以向宽处行的方式，对待我们的人生和事业目标，我们就能始终远离焦虑，保持从容。

◇ 工作计划，进行底线管理

职业发展需要有一个长远的规划，择高处立，寻平处住，向宽处行。那么具体到一个阶段的工作执行，"九分计划"同样具备指导意义。

向阶段目标迈进的过程，意味着改变；改变意味着踏入未知；而未知必然存在风险。对风险的担忧，是很多人在目标面前裹足不前的重要原因。那么应该如何来应对追求目标过程中可能会遇到的挫折和风险呢？"九分计划"同样应用于工作目标的制定，建议我们用底线思维来进行管理，也就是在确定目标的同时，做好最坏的打算和准备。

"九分计划"法建议，在决定改变之前先问自己三个问题：第一个问题，最坏的结果，即底线事件是什么？判断一件事是不是底线，可以问自己："如果没办好这件事，是否会导致全盘皆输？""是否会导致前功尽弃？""是否无法补救？是否不可逆转？"满足以上一个或多个条件的，就属于底线事件。

第二个问题，底线事件对自己的影响是什么？思考自己能否承受这个最坏的结果，问自己即使目标不能实现，而最坏的情况已经发生，是否还愿意去追逐梦想和目标。如果不能，问自己："为什么不能？""真的不能吗？""是否只是现在不能？""具备什么条件后，自己就能承受最坏结果了？"由此，判断自己是否应该追求这个目标，是否现在就应该开始行动。

第三个问题，对这个最坏的情况，自己可以做什么？包括现在可以做的防范工作和准备工作，以及当最坏情况发生时，可以采取的行动。

当我们问自己以上三个问题时，实际上是在运用底线思维进行思考。这时候我们会发现自己真正想要的东西。很多人都是因为思考过"大不了……"，才从一成不变的生活中挣脱出来，义无反顾地听从内心的召唤，并勇敢迈向追求梦想的旅程。因此，底线思维会坚定我们追求目标的决心，同时也能帮助我们在变化面前做好准备，保持从容。

三十四岁的于进在一家公司担任部门经理。公司今年进行组织架构调整，几个部门的职能要进行合并，于进所在部门是其中之一。几个月以来，他一直感到非常焦虑，很担心在新的部门会失去自己的中干职位，并对未来的职业发展感到很悲观。直到他开始运用底线思维思考自己的未来。

于进意识到，这次调整最坏的结果是自己不再是部门经理。但他仍会从事原来所负责的工作，并继续在自己擅长的领域发挥作用，所以他可能失去的其实只是某个职位头衔。于进还考虑到，之前曾觉得自己的专业过于狭窄，一直想在其他相关领域有所发展，部门职能的合并，可能意味着自己有机会学习并接触到某些新的领域、新的工作，因此，他坦然接受这个可能的改变，并开始规划新的职业目标。

于进的例子展示了底线思维如何帮助我们从容应对改变。人生中，我们有时会遭遇危机，如果能接受可能出现的最差情况，从长远看，其实反而可能产生最好的结果。"塞翁失马，焉知非福？"很多时候，所谓的"祸"能转换为"福"，一旦底线情景出现，唯一的变化方向反而变成了"好转"，你唯一能做的事也只能变成"向上"！西方有句谚语，"上帝在你的面前关闭了一扇门，就会在你的面前打开一扇窗"，说的也是同样的道理。提前预想到最坏的情况，在它真正发生的时候，能够面对它、接受它，并拿出勇气和信心继续前行。人生通常不破不立。

修身如治国，在我们国家的一些政策上，处处可以看到底线思维：国家主权的底线、清正廉洁的底线、环境保护的底线、预防金融风险的底线等等。我们个人工作计划的制订，更应该处处运用底线思维。

习近平总书记指出：要善于运用底线思维的方法，凡事从坏处准备，努力争取最好的结果，做到有备无患、遇事不慌，牢牢把握主动权。这段话也是对如何运用底线思维的科学论述。底线思维告诉我们要从坏处准备，向好处努力。底线思维不是仅仅守住底线而无所作为，而是一种积极主动的思维方式。它一方面要求"思"，即主动运用此种思维，思考诸如什么是底线，底线在哪里，超越底线的最大危害是什么，有哪些原因会导致超越底线，如何有效远离或规避底线等问题；另一方面，它要求"行"，从底线出发，步步为营，主动出击，以实际行动化解风险，不断靠近目标。

目标管理和底线思维都是"九分计划"方法论中不可或缺的组成部分。底线起着与"最理想目标"相对应的"最低防线"作用，无论是在员工履行责任和提升个人修养方面，还是在个人确定人生目标方面，都能起到重要作用。

九分计划，为变化留下余地

在回答"完成这个工作你需要多长时间"这个问题时，尽职尽力的下属（不包括那些希望减轻工作量而故意拖延工作的人）都倾向于低估任务所需的时间。因此，有经验的上级会自动在这些下级承诺的时间上加一个富余的量。

为什么下级会过于乐观地预估自己完成工作所需要的时间呢？可能有以下两个原因：

首先，人有倾向于高估自己能力的本能。"这个任务应该不难，花不了我多少时间"，或者还会有这样的想法，"虽然这类工作我没有做过，但凭我的经验和能力，一定能搞定"。

其次，低估任务完成所需要的时间和资源的原因是，我们对于过程中可能遇到的问题和困难缺乏预见。在估计任务所需要的时间时，完全是按照理想的状态来进行评估，没有为可能出现的障碍和突发事件留下余地。

因此，"九分计划"建议我们充分评估完成项目或任务的各个环节可能遇到的问题，并对解决这些问题所需要的时间或资源加以考虑。在完成任务时，常常被忽略的时间耗用包括以下几类：

获取信息

完成任务需要完整的信息。但在接受工作任务时，所得到的信息常常不完整，需要任务完成人先收集信息，在获取准确信息后，才能进入实施状态。但无论是布置任务的人还是接受任务的人，都倾向于忽略信息获取所需要的时间。

任务协调

很多任务都需要多人或多部门配合才能完成。比如，信息的沟通传递、行动的协调、资源的调配等涉及部门间的协调活动，都会在不知不觉间耗用不少的时间。

条件变化

计划是建立在一定条件的假定基础上。但随着时间的推移，这些外部的条件会发生变化。因此，之前确定的任务实施路线图和方案可能面临修改。这就要求计划制订者能够预见可能发生变化的项目条件，并提前做好准备工作。

修改纠错

很多任务在初步完成后，还有不少收尾的时间。主要是根据各方意见进行修改和纠错。在某些情况下，这部分工作占用的时间甚至可能超过初期完成的时间。比如，在信息技术类项目中，小缺陷（bug）的修改以及调试，常常需要耗费很长的时间。因为无论开发者的能力和经验如何，很多小缺陷都是开发者无法预见，也难以避免的。

除了充分考虑到上述环节的时间和资源耗费，"九分计划"法还建议留下"一分"的时间或资源裕度。这一分的裕度可以为计划增加弹性，使我们在执行计划时能够比较从容和自如，避免因不能兑现承诺而紧张和焦虑。这同时呼应了我们"N-1"的职业期许。

1. 思考题：在设立长期目标时思考，自己真正渴望的是什么？能让自己有成就感的事业是什么？自己擅长的事情是什么？自己所擅长的和渴望的是否匹配？

2. 习作题：制定一个个人十年规划。

3. 训练题：设立一个短期行动计划，并确定底线事件，重点关注这些事件的风险，并做好相应的防范准备工作。

CHAPTER 4

要学会"弹钢琴"

分类管理，一分为三找关键

世界是事实的总和，
而非事物的总和。

——维特根斯坦

中国的国企是个特殊且极有意义的存在，不仅承担发展重任，承担社会责任，同时也可提供多样化的政策手段。在国家危机面前，国企更是有力的竞争工具。国企、民企、小微企业一分为三，各司其职，为我们的经济高效平稳发展提供了平衡支点。

在本章，我们将探讨在计划任务实施的过程中，如何通过对计划任务的分类，找到决定结果的关键因素；然后通过有效的资源投入，让我们在从容的状态下，使投入产出最大化。

◇ 国企的启示

在中华人民共和国成立初期，私营企业占主导地位，但国企在国家力量的支持下很快发展起来。在国家规划的新民主主义体制里，国有企业和私人企业是要长期共存的。但包括意识形态在内的种种因素，以及国企和私营企业之间的利益之争，导致私企很快就走向了终点。一旦私企消失，中国就很快进入了一个全面计划经济时代。国企实际上成为一个集经济、政治、社会和文化于一体的组织，或称"单位"。这种组织在利用国家资源、实现国家初步现代化方面起到了重要作用，但在资源、人力方面的代价很高。这个时代造成的经济后果我们也已清楚并进行了反思。

20世纪90年代，苏联解体，全盘西化，迅速从公有制转变为私有制，国家财富分配给全民。当国家退位，形成资本中空时，弱小的民众不能驾驭资本，也没能守住手中的财富，寡头趁机而入，兼并大量的国有资产，形成寡头经济。俄罗斯走向经济沉沦的二十年，直到普京强力将资源性大企业收归国有，才慢慢稳住局势。要知道，"资本"是不分国界的，"资本"也是可以卖国的。试想，当国家不能帮民众守住财富的时候，民众的财富是更安全了还是更危险了？请记住，"国企"的含义是全民所有。

我们发现，当社会经济以单一模式进行时，无论全面国有还是全盘私营，均会承担相当大的风险。

不仅在俄罗斯，近来在美英等西方国家，"国企"问题也引起激烈争论。20世纪80年代初，撒切尔和里根就任英国首相和美国总统后，掀起一场世界范围内国企私有化浪潮。而在2008年金融风暴之后，英美"国有企业"的数目却显著增长，多家大型金融机构和大公司纷纷提出要求政府援助。美英许多媒体感慨称，没想到最后是"国企化"拯救了经济。

在欧洲，许多学者认为，由于涉及国计民生的行业存在自然垄断，供应商可以通过提高收费标准来赚取高额利润。在此情况下，就有必要建立国有企业，并对其进行严格监管。欧洲的国企提供铁路、水电等基础服务(英国铁路尚为私有，但已成为近期民众抱怨的热点)，同时对社会起到"平准"作用，避免资本在垄断行业谋取暴利，对欧洲的贫富分化起到了良好的缓和作用。日本在福岛核电事故之后，把东电收归国有，因为一家私营的电力企业无力承担应尽的社会责任。

在尝试两种单一经济模式之后，美欧日俄不约而同地走向了我们的道路：国计民生的基础产业由国家掌控，一般制造业及服务业交给市场。那么，我们应该明白，在一个经济社会中，分清主次、抓大放小、把握方向，是多么的重要。

◇ 工作中一分为三找关键

改革开放后，国企发展也是分为多个阶段的。20世纪80年代是为激励而分权，国企权力过大，市场性不足。90年代因为国企全面亏损，国家开始"抓大放小"。在组建大型国有企业的同时，把大量的中小型国企民营化。在"抓大"构架内，政府对大型国企实行企业化，将企业的政治、社会等功能分离，同时也引入竞争机制。而"放小"构架内的民营化，大大推进了中国民营企业的发展。90年代中期到2008年全球金融危机之前，国企和民企保持了相当平衡的态势，并且两者都得到了快速的发展。我们可以把这个政策理解为"一分为二"的平衡，但这个平衡绝不是对等。

国家的资本里，除了国企和民企，还有一部分老百姓的资产，这三部分资产形成"一分为三"的格局，相互促进并互补。我国国企在提供社会基础服务的同时，起到了另一个核心作用：国企作为政府的代表（政府自身并不适合下场博弈），同老百姓、企业资本三方一道形成长期三足鼎立的状态，让社会维持稳态。

一分为三，是指对事务进行分类管理的方法。通过分类，我们可以找到决定事物结果的关键因素，然后集中精力和资源去解决这些关键的问题。同时也能在分类的基础上，把握好工作的投入度，把"从量变到质变"的规律，运用到工作和生活中。此外，通过对事务分类管理，能够明确事务的边界，平衡好工作和生活的关系。我们的国家，把重点资源交由国企代理，一般性资源分类给社会资本，同时又鼓励"大众创业，万众创新"，有效地完成了对国家事务的分类管理，而且重点清晰、平衡得当。其实，我们这些年能高速稳定发展，并非偶然，背后有着无数的政策考虑。

为什么要去寻找关键因素呢？可以用管理学中的二八法则来解释。二八法则又名帕累托法则（定律）、最省力法则、不平衡原则等。这个原理是由意大利经济学者帕累托在1897年提出的。当时帕累托从大量具体的事实中发现：社会上20%的人占有80%的社会财富，即财富在人口中的分配是不平衡的。后来发现社会生活中还存在许多不平衡现象，都符合二八法则的原理。二八法则还有一个主要用途，是去说明投入和产出之间的不平衡关系，即在关键的事情上只要付出20%的投入，就能获得80%的产出。

在工作中，我们用一分为三的方法，把我们的工作分成三类：第一类，是那些激励性比较强的工作。这些工作能带来最高的价值回报，能决定结果的基本面，属于关键性工作。第二类，是那些保障性比较强的工作。它们虽然也属于必须做的工作，但在达到一定的投入后，继续加大投入并不能产生更多的效益。第三类，就是那些激励性不高、保障性也不高的工作。这些工作不能带来显著的效益，只会加大工作的负担，很多时候是一种无谓的资源耗费。

将一分为三的原理运用在工作中，意味着我们可以通过分类找到关键性因素，并将资源集中在这些关键性的事项上，这样就能以最少的投入获取我们想要的结果。

比如，对于撰写一份材料的任务来说，关键性的工作包括确定材料的主要观点、明确写作思路，以及设计材料的内容和结构（即大纲），把这些工作做好了，材料的质量就有了基本保障，因此，它们属于第一类的工作。第二类的工作，就是材料的收集和文稿的撰写，它们对于完成工作必不可少，但在完成了几次修改后，反复修改并不能显著提升材料的质量。第三类的工作，可能是对格式的修改和调整。如果在一开始写作的时候就使用了规范的模板，后续逐字逐句逐段的格式调整，就是不必要的，也是可以避免的。它们就属于我们所说的第三类工作，是一种因为方法不当而产生的浪费性的工作。

从上面的例子中，我们可以看到，区分各类工作很重要。假如把上面第二类的工作当成了第一类，一开始就投入全部精力去找材料、写文稿，在文字上反复推敲，而没有在本属于第一类的工作（理思路、定观点和构思大纲）上投入足够资源，就会导致文稿被不断推翻和重新撰写，最终造成工作的低效。

再比如，在对组织的人员进行管理和激励的问题上，也可运用一分为三的方法，将组织的人员区分为三种类型：

第一类，可能是对公司理念高度认同，具备极强的自我驱动力和奋斗精神，愿意承担责任的人。这些人就是公司的骨干和最重要的人力资源。

第二类，可能是开展业务流程中不可缺少的人员，他们保证了组织的正常运转。

第三类，可能属于人员的冗余；也可能是因为个人的意愿和能力的缘故，使得绩效不佳的人员；或者是因被组织安排到不合适的岗位，因而不能发挥应有价值的一部分人员。

企业要保持活力和竞争力，其激励的重点首先是作为骨干的这三分之一员工，即关键少数，让他们的价值得到充分的发挥；其次是第二个三分之一的员工，让他们能够稳定地发挥岗位作用；而对于拖组织后腿的那三分之一的员工，可能需要采取优化措施才是理性的选择。

总之，在工作中将资源聚焦在决定事物结果的关键因素上，才是获得效益最大化的工作之道。

·

◇ 用一分为三把握度

很多人可能都有过这样的经历，比如，春节期间与亲朋好友聚会喝酒时，总有人会喝过量。其实，用一分为三的方法来看，在酒量达到第一个三分之一时，正好能够与亲朋好友沟通感情；在酒量达到第二个三分之一时，处于可喝可不喝之间，有时继续喝反而是一种浪费；而酒量达到最后一个三分之一时，可想而知，不仅不再有任何正面的收益，而且会让我们难受，让身体受损。

因此，很多时候，判断事物的好坏和利弊并不是简单地由这个事物的性质决定的，而是由这个事物的量决定的，这就是所谓的"从量变到质变"。所以我们要把握好决定事物的质的数量界限，了解事物的正常合理范围，然后在这个正常范围内做出理性的决定。

用一分为三的方法来把握工作的投入度，就是要保证在第一个三分之一上的投入；而在第二个三分之一上，要减少工作的重复和浪费，并尽量避免在第三个三分之一上的工作投入。

最近，有个朋友诉苦：他所在的团队在做一份总结汇报材料，做得非常辛苦。做这份材料前后经历了半个多月的时间，期间开过十多次会进行讨论，定稿前大家还熬了一个通宵。但在这一过程中，所有这些工作投入都是必要和值得的吗？

按照一分为三的方法，这里有些会议是必须的。比如讨论思路，明确目的；讨论确认大纲，确定内容的边界；讨论初稿，确定修订方向；审核修订文稿，最终定稿等。这些会议可算作是工作投入的第一个三分之一。

在过程中间有几次会议，可能是可开可不开的，比如过程中的各个部分内容的修订和确认，就没有很强的必要性。这属于工作投入的第二个三分之一。

还有几次会议，可能只是对细节和个别文字的斟酌，这时再动员整个团队的力量，可能创造的价值就非常有限，这样的会议应该尽量避免。

经济学上有收益率随着投入增加而逐步下降的规律，解释的就是这个现象。在质量达到一定标准后，继续加大投入所带来的价值回报是非常有限的，所以，对所有工作不加区别地追求完美，就不是理性的行为。

职场人士应该认识到，工作时间是有限的，我们需要把有限的时间活出无限的精彩。当在一件事情上投入过多的时间，势必意味着要减少在其他工作上的时间投入。所谓"挤出时间"，应该是在有限的时间中，留出足够的时间做重要的事，而不是依靠侵占其他时间，加大对每件事情的投入。很多时候，管理者不断增加对团队的压力，同时不断增加工作的面积，结果很可能是，团队因压力而疲惫不堪，最终未能达到工作目标，于是管理者怀疑是团队执行力出了问题，但其实是自己的工作思路出了问题。可见，不能把握工作中的度，会让自己和团队都陷入紧张而没有成效的工作中，失去从容的工作状态；甚至可能因为其机会成本而分散团队的精力，使团队在重要的工作上投入不够，从而让全局性的重要工作蒙受损失。

另外，也可以从质量控制的角度来看工作投入问题。质量控制都有明确的目标，比如要建造一个水库大坝，在设计之前都要预先确定其防御洪水的标准，是五十年一遇，还是一百年一遇等。质量控制的目的，是获得与目标相匹配的质量，而不是无限制地过度追求高质量，因为质量的获得是与投入成本相关的，不计成本地追求质量，必然带来低效益。

◇ 用一分为三平衡工作和生活

移动网络和社交生活的发展，进一步模糊了工作和生活的边界。手机让我们 "随时待命"，无线网络让我们"始终在线"。

随时待命，意味着我们可以随时接受新的工作指令，因此有时会直接占用我们的生活和休息时间。即使在工作时间，随时待命的工作状态，意味着我们经常需要放下手边正在处理的事务，转而处理新的临时性的任务。在不同的任务间切换，使工作时间变得碎片化，让我们在繁忙中产生一种错觉，似乎完成了更多的工作。但实际上，在多任务转换过程中我们可能会遗忘一些事情，例如会忘记刚才在做什么以及想要做什么。而且还存在一个停工期，将注意力从一件事情转移到一件新的事情上需要时间；将注意力回到被中断的任务上，也会耗费时间。注意力分散还会导致一个严重的后果，就是"无意的失明"。在这种情况下，一个人可能眼睁睁地盯着面前的一件东西，但就是"看不见"它。回想一下在驾车的同时打电话，就会对一心多用的坏处有更深的体会。那就是，一心多用会导致整体效率降低，同时会提升犯错的几率。

随时在线，会让我们随时处于被资讯包围和他人干扰的状态中。在工作时间，接收和发送私人QQ和微信、刷朋友圈、浏览网页，甚至利用手机处理个人事务，都变得更加容易和频繁，结果是让我们的工作时间又被私人生活所打扰和占用，进一步降低了工作效率。工作、生活和休息的时间相互侵扰，会让我们陷入工作效率低下、时常需要加班加点的恶性循环中，使我们丧失对工作和生活的从容掌控。

因为我们每天的工作时间、生活休闲时间和休息睡眠时间，大致刚好各占三分之一，因此一分为三的方法，也非常适用于管理一天二十四小时的时间分配。也就是对于工作、生活和休息的每个三分之一，通过更严格的规划和时间管理，划清三者的界限，确保每类时间都能体现生命的价值和意义。

这就意味着，在工作时间，要全身心地投入到关键的工作中，不受其他事情和私人生活的干扰。因为在高度投入中，我们才有可能达到"神驰"的状态。在这个状态下，我们被所做的事情深深吸引，感受不到时间的流逝，从而提升工作效率，处理事情得心应手，并在过程中体验到工作的成就感和幸福感。

在生活时间，要尽情享受独处以及和家人朋友共处的美好时光。同时，无论是工作还是生活，都不应该牺牲休息睡眠时间。只有休息和睡眠得到充分保障，我们才能以充沛的精力和良好的精神状态投入到工作中，也才能充分享受到生活的快乐和愉悦。

行动
清单

1. 思考题：如果你的生命只剩下三分之一，你最想做的事情是什么？在这件事情上，你会优先从哪里着手？

2. 习作题：完成一份"做事清单"（to-do list），不仅是罗列要完成的工作，并且要按照重要性标注这些工作的优先级。对"做事清单"进行动态管理，随时优化工作过程，让最重要的事情得到最多的关注。

3. 训练题：培养规划工作的习惯，提前做好工作计划。不要用紧急性牵动你的工作，也就是马上要交付什么，就做什么；也不要被动地开展工作，即"来一件，做一件"。

CHAPTER 5

出了岔子怎么办？

管理风险，从容面对不确定性

乐观的人在每个危机里看到机会，

悲观的人在每个机会里看见危机。

——丘吉尔

风险与希望共存，风险通常是针对所有人的，当你能在风险来临时应对得当，那么就在竞争中取得先机，我们不需要恐惧风险。

在计划实施过程中，我们不可避免地会面对变化以及由此带来的风险。当我们对这些风险缺乏足够的心理准备和应对方法时，就会手足无措，陷入紧张和焦虑。本章我们将重点讨论风险的应对，只有做好风险管理才能确保从容工作。我们将会重点讨论在面对"黑天鹅""灰犀牛"和"白天鹅"这几类风险时，人们常有的错误认知及其形成原因，并分别提出应对这些风险的策略和方法，以期能够从容应对风险。

◇ 风险与希望

　　站在2018年这个十字路口，我们来盘点下新闻关键词："抢房""落户政策""系统性风险""去杠杆""爆雷""退市""疫苗""一带一路""上合峰会""特朗普怒怼""贸易战""共享经济""万物互联""占领世界杯"……这些词看起来杂乱无章，没有什么关联性，但用一个维度可以清晰分类：风险与希望。这些词汇里，一半预示着风险，一半充满希望。

回顾走来的路

　　1978年，那批在前一年参加高考的学子们走进了大学校园。那个年代的物质是极度匮乏的，政治路线也尚未稳定，大家压根不会提到"风险"这个词，因为风险遍布。打开国门后，我国与西方国家的发展水平相比，可以说相差百倍。但大国底蕴在关键时候总能爆发出顽强的意志，从上到下，从国家领导层到莘莘学子，都怀揣理想，不气馁、不放弃，开始全心全意建设国家。支撑他们希望的是民族复兴的责任，至少，可以专心致志投入到工作和学习中去了。我们现在再去回看20世纪80年代拍的电影、电视剧，会发现贯穿着"励志"的旋律。

1988年，同样是充满风险的一年。因为改革第一个十年的尝试中，国家资金相当匮乏，1984年、1985年曾出台了货币宽松政策，希望以"印钞"的方式推动发展，中央内部出现了"工资涨三倍，物价涨三倍"的声音，风险在几年后暴露。1988年的一个大学新入职老师工资是五十多元，而鸡蛋的价格是五元钱一斤，也就是大学老师一个月的工资可以买十来斤鸡蛋，通货膨胀下人民的存量财富面临缩水。年底，抢购风爆发，需要三年工资才能买一台的电视和冰箱迅速被抢购一空，各种生活物资价格飞涨，这直接引发了下一年较大的政治危机。

在这个关键节点上，外部环境也不太平，苏联、东欧开始如多米诺一样倒下，"美国之音"充满蛊惑，所谓的"蔚蓝色文明"成为人们幻想的方向。这几乎是文化最不自信的一年。但国家领导层透过表象看透了资本的实质，也能把眼光投向更长远处，清晰地界定了社会主义经济发展的形态。结果大家已经很清楚了，20世纪90年代虽然面临一些"国企改制""工人下岗"等局部挑战，但经济在稳定高速发展，人民的生活越来越富裕，思想越来越自信，一切充满了希望。

1998年，"危机"又成为一个年度关键词——亚洲金融危机。这次的危机有亚洲新兴国家自身发展不平衡的原因，但更重要的是外因——资本有预谋的打劫。泰国在攻击下首先放弃固定汇率，然后传及日本、韩国、菲律宾、马来西亚、印尼、俄罗斯，印尼甚至发生资产危机下的"反华事件"，其实导火索仍是经济危机。勤劳的韩国人民排队捐献黄金，是这一年让人记忆深刻的画面。我国香港地区也经历了惊心动魄的汇率保卫战。

韩国是在这次冲击下结局比较好的地区，我国香港地区也平安度过危机。试想韩国和香港在抵御危机时和别的地区有什么重大不同？两者又有什么不同？这两个经济体背后都有支撑，所不同的是，韩国的背后是不服输的民众，香港背后是强大的中央政府。我们需要明白，在风险来临时，自己要勇敢面对，也不能忘记寻找身后组织的支持。

再看国内，这一年国内有灾害，但是政治经济风平浪静，这就是大国的优势。腾讯、百度、京东同在这一年里成立，二十年后已经服务遍布社会，正向全球挺进，颠覆了诸多商业模式；众志成城的"长江抗洪"，人员和经济损失已经在人们的记忆中淡忘，但军队抗洪宿夜不眠的画面却是永久的记忆，这一幕极大地激发了我们的安全感与自豪感，将记忆定格为希望和自信。

同年，歼十首飞、时速两百公里的"新时速"列车广深线开始运营，这些事件不仅在当年激励我们，也预示着随后二十年的诸多事情已被确定：航母、大驱接连下水，军队保卫人民的能力大幅提高，中国高铁走向世界……这一年的主旋律在央视春晚奏响，想必现在大家都还耳熟能详："你用温暖的目光迎接我从昨天带来的欢乐，来吧，来吧，相约98。"一切欣欣向荣，一切充满希望。

要知道，危机和风险并不可怕，可怕的是危机到来时无所防备，没有支持。

很不巧，又是一个十年之后，危机卷土重来。

2008年的次贷危机对西方发达国家冲击更大，源于人民收入长期不见增长及分配失衡，危机从美国爆发，迅速席卷全球。金融业严重缺乏监管，导致普通百姓通过借贷超前消费、入市投机，美国的发展及政策失误最终导致全球买单。

再来看国内这一年的心态，"经济危机"的字眼似乎只存在于媒体，并未对我们的生活造成什么影响。值得一提的是年初的南方雪灾和5月的汶川地震，在有预案的政府强力组织下，南方供电迅速恢复，汶川灾后重建工作也有序展开，灾难的伤痛慢慢抚平，强有力的政府和有预案的风险防范机制让老百姓心里更踏实了。

同一年，北京奥运会盛大举行，最终金牌总数超过美国，这是人们未能预料的。奥运开幕式充满中国元素，惊艳全球。我们需要提出的是，开幕式最初的总导演预定的是斯皮尔伯格，而最终则由黄土地走出的导演张艺谋操刀。传统的，也可以是现代的；民族的，也可以是引领全球的。神舟七号发射升天，景海鹏让中国人的脚步迈向了太空。一切，充满了希望。

1978—1988—1998—2008—2018，我们回顾这四十年的脚步，会发现我们的国家克服了一个又一个的内外部危机，并伴随着希望成长；我们的生活变得越来越好，我们越出国越爱国，越看遍世界越自豪。我们可以看到，四十年来我们发展的希望如星火一样，从自由，到稳定；从稳定，到富足；从富足，到建功立业；从建功立业，到民族复兴……回顾过往是为了展望未来，在下一个十年，我们又应该如何面对危机与机遇？

2018，注定记入史册的将会是中美贸易战。在以后的历史记载上，这多半不仅仅被描述为一场贸易战争，而是一场发展之战、国运之战。纵观中国历史，但凡在一个危机谷底崛起时，都会迎来两百年以上的富强周期。这场国运之争，过程将会是曲折的，但结局基本上是注定的，这个判断不仅基于历史，也基于科学。中国国民背后有着世界上几乎最强的组织能力、最高效的政府、最渴望复兴的国家精神、最大的制造能力和统一市场，没有可能会在外部阻挠下停止发展。一个文化统一大国的发展，就是出现变数，阻力也一定来源于内部，而非外部。

民众也许会在这个转折期产生一些焦虑，同样是源于对未来的无法确定。但请记住，国民背后有一个强大的有组织的政府。当我们为贸易战来得突然而忐忑时，去翻看一些过往的国家发展与战略研究的文章，你会发现早在一年半前，国家已经几乎完全预料到现在发生的事，且早有预备。

当一个巨人站起来时，只要腰部站立了，崛起之势就再不可挡。

◇ 危机与机遇

我们有必要厘清"风险"与"危机"的概念。"风险"是假定会发生并存在的一种概率，常存在于局部；而危机是现在进行时的困难与混乱，经常是系统性的。

其实通常，风险会伴随着希望，危机也意味着机遇。危机通常会覆盖全体，当你应对得当，那么就会转化为你的优势。所以，面对风险和危机，更应该淡定从容，我只要比别人更有准备，更能应对得当，那么就是我超越的机遇。整个20世纪90年代和21世纪初，我们的经济都平稳健康，某些产业也取得突破，其实这也是我们应对危机的事后"红利"。

风险的系统性

我们回过头来看教科书一般的系统性风险，始于2007年的次贷危机。随着住房市场升温，房贷增多，华尔街开始将房产抵押贷款捆绑在一起，并打包做证券化处理，形成住房抵押贷款证券，再一份份卖给投资者，他们借此谋取暴利。

于是，他们开始催促放贷者，说："快点，我们需要更多的房贷！"信用等级高的借款人已经被开发完了，于是他们退而求其次，降低标准，找穷人放贷，开发了次级贷款。以前，需要有620的信用积分，才能付20%的首付买房；而现在，只需要有500的积分就够了，还能零首付买房。而那些本来买不起房的穷人，对自己说："如果银行愿意借钱给我，那我肯定还得起。"

所以这些穷人就这样实现了美国梦，买了房子。但是银行知道，这些跟次级信贷挂钩的证券是很危险的，为了控制潜在的负面影响，银行会开始购买一种保险，如果抵押贷款违约，保险公司买单。通过这种方式，银行把风险移出了报表之外。这样他们可以进行更多的投资，赚更多的钱。如果很多银行都像这样投保，必定会有保险公司积累了巨大的风险，这就是AIG（美国国际集团）。

AIG为何会这么蠢呢？很简单，因为有数以十亿计的佣金。AIG估计房地产市场会继续走高，没想到意外发生了，房价开始下跌，之前那些穷人买了房子之后，发现利率开始上涨，每月还款在增加，于是就违约了。

于是，次级贷款开始爆雷，AIG必须赔付那些买保险的银行，全球如此之多的保单集中同一时间赔付，AIG铁定入不敷出，走向破产。而之前在AIG投保的银行，因为得不到赔付，报表会出现巨大损失，也会全部破产。最后，爆发系统性金融风险，蔓延至全世界。

而以当年美国财长保尔森为首的官僚团队经验丰富，在次贷危机初期采取了果断的措施：国有化部分金融机构，以及给银行系统注入流动性，才使得次贷危机最终可控，没有摧毁整个金融系统。即便如此，全球也用了两年时间来修复创伤。

我们可以清晰看到，系统性风险来源于人性的不可控及监管的缺失。让人性——尤其是群体人性可控，是不可能的。那么只能从预防机制入手，将危机爆发的可能性降到最低。在预防机制上，我们需要做到：第一，识别风险；第二，在风险到来前采取行动；第三，对已经形成的风险勇敢承担责任，化解风险于初期。

风险无处不在

我们生活在一个快速变化的世界，能够应对和适应变化，是我们在工作和生活中保持从容的重要条件。但是，很多时候我们却难以把握可能出现的变化。那些我们无法预知的事件，或者是虽然预知到可能会发生，但却不知道在什么情况下、在什么时候发生，发生时又会带来怎样后果的事件，今天而言，就是我们工作中的风险。正是这些风险的存在，使我们可能会误判未来，也可能让我们在风险到来时，因为没有防备而手足无措。

在风险面前，我们常常有以下几种态度倾向：

第一种倾向是完全否认风险。认为看不到的风险就不存在，或者是虽然知道有风险，但却因为无法预见这些风险到底是什么，从而对风险持有完全悲观的态度，认为反正什么也做不了，那么对我们无法掌控的事，只能选择忽略。

第二种倾向是逃避风险。认为既然风险无处不在，不去触碰有风险的事，就是最安全的做法。持有这种态度的人，可能会因为某件事情可能存在某种风险，或者某件事情无法确切获得肯定的结果，而选择干脆不做。对风险的恐惧和厌恶，导致很多人因不敢尝试新事物而错失许多机会。

第三种倾向是对风险听之任之。虽然认识到了风险的存在，但因为风险发生的不确定性而抱有侥幸心理，认为风险事件也许不会很快发生，也许根本就不会发生。因此拖延甚至是放弃行动，任风险因素不断积累，最终在风险真正到来的时候束手无策。

那么，对待风险的正确态度是什么？应该如何对风险进行有效管理，从而避免以上错误的情况出现呢？本书给出的策略，就是对风险的世界进行分类管理，区分潜在的局部风险和系统性危机。

我们按照风险影响程度和发生概率这两个维度，将风险分成四类。如下图所示，第一类是发生概率很小，但一旦发生就会造成很大影响的风险，这类风险也常被称作"黑天鹅"事件；第二类是发生概率很大，且一旦发生会造成很大影响的风险，这类风险被称作"灰犀牛"事件；第三类是发生概率很大，但不至于造成严重后果的风险，我们把它称作"白天鹅"事件；第四类是发生概率不大，且造成的影响也不大的事件，对这类风险我们可以选择忽略。

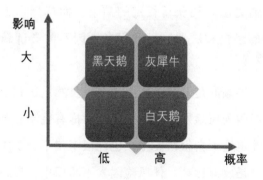

法国数学家拉普拉斯有句名言："生活中最重要的问题，绝大部分其实只是概率问题。"并不存在所谓命运的安排，大多数事件都只是概率在起作用而已。因此，具备概率思维，分类管理不同概率的事件，是我们能保持从容的重要途径。

下面我们分别来看如何运用这个方法，分类管理三类事件。

◇ 应对并解决风险

认识黑天鹅，学会警惕和识别风险

"黑天鹅"作为对某一类风险的比喻，来自《黑天鹅：如何应对不可预知的未来》一书。过去在欧洲，人们见到的天鹅都是白色的，从来没有人见过黑天鹅，所以在遇到第一只黑天鹅之前，没有人知道世界上还有黑天鹅的存在。于是，作者纳西姆·尼古拉斯·塔勒布用"黑天鹅"来形容那些成因复杂、极其偶然、很难预测、超过人类认知和经验，并且一旦发生，往往会造成严重影响的事件。在这本书中，作者列举了第一次世界大战、互联网的发明、1987年股票市场的崩盘等事件作为黑天鹅类风险的例子。

黑天鹅的确存在。它的存在使得人们为预测和掌控风险的能力感到悲观。有人因此走向一个极端，干脆将风险的预测和分析排除在决策之外，就像我们在前面提到的，否认风险的可预测和可管理性。但是，认识黑天鹅现象的存在，对于我们管理风险是有积极意义的。

首先，它让我们进一步认识和理解纯粹随机事件的存在。随机事件就是完全不能控制结果的事件。比如赌徒就不懂得或者不承认这个事实，以为通过不断的练习就会增加对事物的控制力，这叫做"控制的幻觉"。控制的幻觉，会让人类作为整体和个体做出非理性的举动。但在工作和生活中，我们清楚，哪怕是不能改变结果的事情，提前预知和忽然面对，对心态的影响是完全不同的，而心态又决定了下一个阶段的决策。

第二，黑天鹅事件的存在，也让我们认识到人类在预知未来能力上的局限，从而避免盲目的自负。盲目自负通常导致错误，正如在股票市场，影响大盘走向的原因从来都错综复杂，常常是一个因素带来另外诸多因素的变化，而正是太多不确定性因素的影响，让人工智能都在股市上一败涂地。股市及期货市场是典型风险意识重于机会思维的市场，高手往往折戟，能成功收获的人，都是风险意识极强的人。

第三，黑天鹅事件的存在，能够让我们保持对未知的敬畏。也会让我们在危机到来时，接受现实，多一份从容。如果风险是我们生存世界中无法避免的一部分，我们又何必苛求计划完美，事事都在掌控之中呢？成功且从容的人，通常兼备细心与大胆两个要素，大胆进攻，细心防守。

最后，认识黑天鹅现象还有更积极、更具建设性的意义，那就是，虽然黑天鹅的存在不可避免，但我们却可以去思考如何减少黑天鹅，更准确地说，是减少那些事后被我们判定为黑天鹅，但其实却有机会预先认知它的存在的事件（因为一旦有机会预知到它的存在，它实际上就不再是黑天鹅）；或者不让某些事物发展成黑天鹅（对风险因素的及早干预和行动有可能让黑天鹅不再突然出现）。

因此，面对黑天鹅现象的存在，我们最重要的行动就是学会警惕和识别风险。我们越是熟悉某事、越是擅长某事，就越倾向于在这件事情上忽略风险。这也解释了为什么有些风险只有新手或者外来的观察者才能捕捉到。

在企业中，为了防止员工按照各自对工作的理解和自有的习惯做事，企业要对各项工作建立起流程系统。这套流程系统应该包含各项工作最正确和最高效的方法，以及防错、纠错和容错的措施。其中，防错，就是让错误不发生；纠错，就是在错误发生后，能发现并纠正错误；容错，就是即使出现差错，但系统的最后输出仍然能保持正确。流程要能达到防错、纠错和容错的功能，前提是预先对工作风险进行识别。而且流程要优化，要将风险控制在理想的状态。

因此，对风险的识别就要成为一个系统性工作。在一些对风险管理要求很高的行业，如电力行业、航空行业，无论员工对这个工作有多么熟悉，或者流程已经反复做过多遍，但对照工作表单（里面包含对风险点的识别）进行逐项确认是日常管理中必不可少的工作。

当识别风险形成一种习惯和机制，其实大势已定，不会出太大的系统性危机，而需要面对的无非是操作层面技巧。没有风险意识，几乎注定了人生不可能从容。

警惕灰犀牛，在风险到来前采取行动

"灰犀牛"是指那些发生概率较大，冲击力也极强的风险。它的提法来源于米歇尔·渥克所著的《灰犀牛——如何应对大概率危机》一书。与黑天鹅事件不同，灰犀牛事件是我们已提前预知到的风险，我们已经看到远处地平线上的庞然大物，也就是那头犀牛的灰色身影。但如果我们选择忽略它、不采取任何行动，当它真正来到我们面前时，我们就倾向于把这类事件归为无法预知或发生概率很小的黑天鹅事件。

尽管我们都明白未雨绸缪胜于亡羊补牢，而且几乎每个人都有切身的体会：很多问题如果我们没有在最初时去面对它、处理它，那么最后这些问题就会演变为大麻烦，而那时再解决这些问题的代价就会变得高昂。尽管明白这些道理，然而不幸的是，人类还是会经常选择忽略灰犀牛事件。究竟是什么导致人类对风险的视而不见呢？

第一个原因是强大的思维定式。人类喜欢惯性，因为惯性意味着不需要付出额外的努力，事情就会按照原有的轨迹自动运行。但是，对灰犀牛的出现做出反应，需要主动发现风险、预知危机并及时采取行动，这些都要求我们要脱离惯性的心理舒适区。惯性会成为行动的阻力。

我们可以举一个例子。小蔡在新岗位上有很多工作任务都要借助信息系统才能完成，而他在这方面的知识储备有限，所以工作起来很吃力，需要花很多时间才能完成手头上的工作。一年多后，在岗位新一轮竞聘中，小蔡因能力和业绩不佳，被调离了工作岗位。在小蔡的工作中，他显然认为解决一个个具体的问题比系统提升能力更紧迫，所以他选择按照惯性处理，而将学习提升的事拖延下来。同时，因为能力不够，小蔡处理问题需要的时间会更多，反过来这使他更没有时间去学习和提升。因此，对未来风险的拖延处理，会让人陷入越来越无暇顾及的恶性循环中，最终只能在危机真正到来时束手无策。

如何让自己摆脱惯性，从而能够采取即时的行动去应对灰犀牛风险？最重要的就是正确处理好短期目标和长期目标之间的关系。很多时候，短期目标和长期目标之间存在着冲突。短期目标代表着摆脱当下现实的困境，而长期目标代表着对我们真正重要的事物。摆脱惯性思维和行动拖延，意味着不能仅思考我们今天的回报或成就，更重要的是，还要思考什么能决定我们的长期回报，这要求我们要用长期思维的视角来考虑如何解决现实问题。

我们需要把短期思维和长期思维结合在一起，去发现新的机遇，为实现目标扫清障碍。当我们这样做的时候，其实也是在改善今天的状况，使我们在面向未来的时候，保持从容。

虽然惯性会阻碍我们做出改变的行动，但惯性也有正面价值——节约我们的精力和注意力，让我们的工作和生活变得更加容易。因此，无论在工作还是生活中，我们可以有意识地利用惯性，刻意地将一些好的做法，特别是应对风险的做法培养成习惯，形成习惯性的行动模式，从而不假思索就会自动自发行动。

比如，对员工工作中的安全意识和行为进行不断培养和强化，让员工形成安全行为习惯，就是利用惯性的实例。我们甚至可以利用惯性来设计自动运行的危机应对体制。比如，流行病和自然灾害防御体制都是着眼于通过流程化检测体系，来防止人类的不作为。

在过去一段较长的时间里，电网安全事故的预防和分析，都是注重事故背后的人的因素。因为几乎每个风险事故都有一个责任人的事实，使人们习惯从人的因素上去找原因。于是企业想尽办法去提高员工的安全意识和安全技能，培养他们的安全习惯。但不幸的是，员工还是会犯错误。因此，通过减少"人误"的概率来提升安全的思想，只是一种在"量"上进行改进的管理思想。而所谓本质安全，是指通过流程设计等手段使生产设备或生产系统具有安全性。在系统设计的时候，如果能把所有构成危险的因素全部去除，那么意外就不会发生。因此，"本质安全性"是一种在"质"上追求安全的管理思想。

电网企业安全风险体系就是通过对系统中已知的危险源进行预先辨识、评价、分级，进而对其进行消除、减小、控制，使各种危害因素始终处于受控制状态，进而逐步趋近本质型、恒久型安全目标。因此，将本质安全作为风险管理的目标，让系统自动做出反应，是管理灰犀牛式风险的一个重要方法。

让我们无视灰犀牛、放弃采取行动的第二个原因，是把握时机的困难。和黑天鹅事件不同，我们已知灰犀牛的存在，并且有很大的把握认为灰犀牛会在某一个时间点到来，但我们无法清楚来临的时间。在这种情况下，人们通常趋向于两种心理认识，一种心理是混日子，祈祷这个时刻不要真的到来；另一种心理是希望能把握最好时机。我们知道，处理问题的时机是危机处理中的重要因素，有时候不恰当的时机，比如说提前采取行动，可能会带来很大的损失。在投资市场上这类例子比比皆是。大多数人都会同意房价的上涨趋势不可能永远不变，但我们不清楚趋势改变的这一天究竟是哪一天。在过去几十年的发展中，那些选择提前离场的人，基本上都后悔了。

为了避免或减少处理时机不当带来的损失，很多人在危机到来前都会试图找到"最佳处理时机"。但不幸的是，没有人能准确预知这个时机究竟是什么时候，而抱有幻想的人通常都受到了无情的惩罚。在上涨趋势难以持续的股票投资市场，那些最终承受极大损失的人，都曾经"赚过"，他们的问题几乎都是没有在"合适的时机"离场；而那些成功的投资者，几乎都是把握价值投资的原则，并从把握长期趋势中获利。

因此，如果你相信对大趋势的判断是正确的，那么就采取行动。你未必能找准每个最佳时机，但却使你回避了更大的风险。对人生和事业而言，不去打输不起的仗非常重要，如果灰犀牛事件真的发生，很有可能是超过我们的承受能力的。因此，提前预防灰犀牛，在时机的选择上要建立起底线防御。

第三个让我们忽视灰犀牛危机的原因是责任分散效应。身处群体中时，每个个体的责任感就会减弱，更容易让我们对风险和变化感到麻木。因为看到"别人也都一样"，会带给我们一种非理性的安全感，仿佛只要大家都面临风险，风险就会被摊薄一样。当年，德国纳粹并不是在一夜之间突然发动了对犹太人的迫害。在被大规模送进集中营之前，几乎所有的犹太人都感受到越来越紧张的氛围和越来越艰难的处境，但是当他们看到自己周围的犹太人同事、熟人、朋友和邻居，都还没有采取什么逃离行动时，他们就一边担心和忧虑，一边却又幻想也许情况还不至于太坏，也许最坏的情况还不会太快发生，也许晚些采取行动还来得及，等等。最终无数犹太人为没有及时行动付出了生命的代价。

除了让我们对风险变得麻木，群体还分散了承担风险的责任。虽然风险不会被群体摊薄，但责任却会。人类到今天还在为谁应该在气候变暖问题上承担责任争论不休，而最终地球上所有人都要为此买单。在人类面对的巨大危机面前，我们可能还在指望依靠别人的行动度过危机。因此，在面对灰犀牛的时候，要不断提醒自己，摆脱群体思维，独立开始行动。

总之，在面对高概率的灰犀牛事件时，我们应该牢记古希腊医学之父希波克拉底的名言："一分预防胜于十分治疗。"要想在危机到来时从容应对，就必须及早行动。

美国"9·11事件"中，里克·雷斯科为我们树立了一个典范。雷斯科曾是一名越战退伍上校，在著名的摩根士丹利公司担任安保主管。他认为世贸大楼有被恐怖分子袭击的风险。事实上，早在1993年2月26日，纽约世贸双塔大楼的地下停车场，就发生过一起恐袭事件。当时，一辆装有六百八十公斤炸弹的汽车被恐怖分子引爆，造成六人死亡，一千零四十二人受伤。事件发生后，雷斯科以他的军事素养和丰富经验判断，恐怖分子有可能用飞机来攻击世贸大楼。为了防患于未然，他计划每年安排全公司的员工做两次"紧急逃生演习"。很多员工对此不以为然，认为是雷斯科想象力太丰富，甚至还抱怨他多事。但因为他的坚持，公司同意按照他的计划执行演习，这样的训练持续进行了八年。

正如大家后来所知道的，2001年9月11日，恐怖分子用飞机袭击了世贸大楼。这和雷斯科预见的袭击方式一样，只是没有想到的是，恐怖分子是用民航机来发动攻击。当第一架飞机在八点四十分撞到世贸北大楼时，南塔高层人员不知如何是好，居然要求南大楼的人留在原地不要乱动。这时，雷斯科大骂一声，当机立断拿起扩音器，指挥全体员工立刻按照演习逃生。在第二架飞机于九点零三分撞到南大楼之前的短短十七分钟内，他已经成功从高楼层撤离了两千五百多人。他在南大楼起火爆炸后，主动返回大楼，全力以赴帮助大楼内的人逃生，而自己却不幸遇难。

摩根士丹利两千五百多名员工在那次恐怖袭击中仅有十三人遇难。如果不是雷斯科有先见之明，如果不是他在预见到风险之后立即行动，坚持组织长达八年的逃生演习，摩根士丹利的员工也许不会那么幸运。雷斯科的预见拯救了许多人的生命。这是一个在灰犀牛发生之前，成功应对的案例。可惜这样的例子太少了。

面对白天鹅，勇敢承担责任

我们生活在一个充满变数的世界。除了前面提到的可能会带来极大冲击力的黑天鹅或灰犀牛类的风险事件，其实任何事情都可能发生不可预见的变化，并由此带来不可预见的结果，这几乎是我们每日生活的常态。我们把这类变化形容为"白天鹅"。白天鹅虽然被我们所熟悉，看起来也温柔无害，但在我们没有预料到的时候，这些突然出现的天鹅（问题），还是会让我们有些措手不及。那么我们究竟该如何驾驭它们呢？

生活在这个瞬息万变的世界，我们首先要调整好心态，摒弃非理性的悲观。如果长期生活在焦虑和压力下，会有害于我们的健康。因此，与未知共存，不杞人忧天，对无法掌控的事物放手，都是我们应该学习的功课。

但是，我们也应该认识到，在发现危险并采取预防措施方面，大多数人都过于乐观了。我们总是容易高估积极事件的可能性，低估甚至无视消极事件的可能性。神经学家塔里·夏洛特在《乐观的偏见》中写道："数据表明，大多数人高估了自己在专业领域取得成功的可能性；期望自己的孩子天赋异禀；错误估算自己的寿命，期望自己比多数人更健康、更富有；过度低估各种消极事件的可能性，例如离婚、癌症、失业等。"这种先天的乐观，会妨碍我们发现和预防风险。例如对健康的乐观，使得很多人率性而为，不愿放弃不利于健康的生活方式。

但是我们还要提醒自己，不要因为风险的存在，就逃避职责，或者试图寻找所谓的安全之地。也不要因为风险的存在，就紧张而不从容。风险从来都伴随着机会，形成惯性预防心理的话，不仅丝毫不影响我们的心态，反倒可以让我们更从容。

有些人在寻找安全的过程中，得出一个自以为正确的结论，认为最安全的事，莫过于不作为。因为不作为，犯错的几率就会降低。很多人觉得"作为"比"不作为"要肩负更大的责任，所以选择逃避，以免在失败后为此承担责任。害怕失败、畏惧风险，是造成责任感和使命感匮乏的原因。

当前，我们的改革进入"深水期"，需要创新思维，需要开拓性工作，这都意味着失败和风险在所难免。习近平总书记指出，干部就要有担当，有多大担当才能干多大事业，尽多大责任才会有多大成就。不能只想当官不想做事，只想揽权不想担责，只想出彩不想出力。"为官避事平生耻。"因此，在新的形势下，面对发展中层出不穷的问题和风险，干部不能抱着"多一事不如少一事"的心态，"只要不出事，宁愿不做事"；或甘愿做"不出事就是政绩"的"平庸官"。干部不能缺乏开拓精神，不敢有丝毫富有创见性的突破，满足做四平八稳的"太平官"。作为领导干部，要勇于担责，只要是对党的事业和人民群众有利的事，就要大胆去做，不能逃避问题和困难。如果对风险采取回避的态度，对工作抱有混日子或得过且过的态度，是通过不了深化改革这个大考的。

我们应对风险进行分类管理，分清性质，从而确定处理风险的不同策略和轻重缓急。这些策略包括：承认超过人类认知能力的黑天鹅的存在，不盲目自信，同时又将发现和预见风险作为必不可少的功课；通过管理灰犀牛事件，采取行动，防微杜渐，避免危机发生导致严重后果；学会与风险（白天鹅）共存，认识到风险和变化是我们生存世界的一部分，不惧怕犯错，勇于承担责任，将目光投注到远方，变危机为机遇。

区分风险与危机、识别黑白灰风险世界、理解风险伴随机遇、保持淡定而警惕，这样我们就可能驾驭风险，从容应对未来。

行动
清单

1. 思考题：在下一个十年里，我们国家面临的最大风险是
   什么？我所在的企业可能遇到的最大风险是什么？我个
   人工作与生活的最大风险是什么？

2. 习作题：查阅资料，查找历史上三个应对危机的成功案
   例，并归类（黑天鹅、灰犀牛或者白天鹅）。撰写一份
   感想文章，注意联系工作实际。

3. 训练题：从自己现在从事的工作入手，思考工作潜在危
   机，并做应对预案。

CHAPTER 6

你不是一个人在战斗

组织高效，创造从容工作条件

艾萨克森:"你一生最得意的产品是哪一个?"
乔布斯:"是苹果这家公司。"

从中共党史中我们可以了解,无论是国家的建立还是现在的发展,都离不开高效的组织能力,我们应该反对影响组织凝聚力的自由化氛围。

摆脱焦虑,实现从容工作、快乐生活,不仅与个人的修炼有关,也与组织提供的工作氛围、工作环境、管理方式以及组织对个人能力成长的支持有关。此外,哈佛大学的一项重要研究成果认为,组织气氛会对业绩形成30%的影响。因此,在本章,我们将重点探讨组织层面的策略和方法,包括警惕过度管理、杜绝形式主义、对员工充分授权,以及科学用人,即将合适的人安排到合适的岗位上。

◇ 高效的组织是怎样炼成的

面对风险，建立预警心态以及分类管理，可以让我们从容淡定。而多种风险连续袭来，通常预示着危机在酝酿，系统性危机绝非一个人就能处理，如果置之不理或勉力应对，将会造成巨大灾难。1840—1921年这八十多年里，无数中国人满腔热血，孤军奋勇，希望能拯救国家，而始终失败于背后没有一个坚实的组织。

变革环境下面对的工作越来越复杂，危机形成的概率也越来越大，个人如何从容工作且做出成就？我们有必要从组织层面来探讨工作方法。

现代中国的组织及组织形成

四十年来的改革史一直都是机遇伴随着风险向前发展，其实，再向前推，我们的新民主主义革命的历史，又何尝不是伴随着克服危机步步前行的历史？而且在这个过程中，正确面对危机而取得的胜利也是巨大的。我们在此思考一下旧民主主义革命失败和新民主主义革命最终胜利的原因。

1840年之后，随着国门被外国列强打开，国家开始遭受苦难，人民穷则思变，早期的革命中政治完全没有觉醒。理性地讲，太平天国及义和团运动，纯粹是民众困苦下的应激性运动，前者不乏投机思想，后者有不少愚昧且莽撞的成分。参与者并没有一个明确的目标，只是活不下去揭竿而起罢了，随后愈演愈烈，参与者也被裹挟。两场运动均对本来已摇摇欲坠的清王朝又给了重重一击，虽说加速了腐朽政权的倒塌，但也给人民带来了巨大的灾难。更间接导致了国力虚弱，外战连败。

武昌起义是个偶然，但不得不提的是孙中山在反复遭受挫折之后终于迈出了关键一步：引入了"主义"。"三民主义"终于有了个目标明确的愿景，也给了人们实际的利益承诺，早期所提的"驱除鞑虏，恢复中华，创立民国，平均地权"显然并未经过深思熟虑，随后改为"五族共和"之后，"三民主义"变得不仅逻辑清晰，思想丰满，而且政治也更正确了，成为第一次国共合作的政治思想基础。

我们看到，国民革命军在"主义"的武装下战斗力爆发，打倒了没有思想武装的军阀。1927年，"三民主义"大旗仍在，政治分歧使得国共两党分道扬镳。共产党人自立门户，决心用自己的信仰拯救中国。中国革命史上最伟大的画卷展开了。

毛泽东同志是全球近代史上最伟大的组织专家，近代以来无人能望其项背，这不仅是中国人的共识，也是全世界的共识。在一个四亿多人口的最大的国家，组织起几乎没受过教育的底层阶级，短短数年，在外有多国干涉，内有强大对手的情况下，不仅建立了政权，而且翻天覆地地改造了中国人的精神气质，塑造了一个有史以来最有凝聚力的"组织"。

毛泽东同志改造中国社会的能力无人能比。中国社会结构被塑造成一个人类历史上绝无仅有的组织结构，中华人民共和国成立后社会结构改造顺利地推进。之后的中国人民，有非常严密的组织性，历史上任何朝代都没有达到这个组织程度。

古田会议

红色革命的坐标点在人们印象中最深刻的大概是井冈山、遵义、延安、西柏坡了。但中国共产党强大组织的策源地当属"古田"。

"共产主义"是面大旗，解决了党的理想和信念问题，这一步在1921年已经完成，但塑造一个强大的、有战斗力的组织还有诸多需要落实的步骤。渴望翻身的人民不懂"共产主义", 刚刚成立的军队, 大多数也对此没有切身感受。古田会议解决了军队尤为重要的"组织"问题。

建军以后, 军队的一系列战斗与发展并不如热血想象的那样宏大顺利。南昌起义的部队连吃败仗之后被迫上了井冈山, 朱毛会师后一年多时间里井冈山的两支队伍加在一起不过两千多人, 出身不同, 地域不同, 不仅外部危机重重, 内部也内耗不断, 直到1929年底的古田会议。

共产党的理想信念成型之后, 在完成理念的执行层面, 开始有了一个强大的组织。古田会议上第一次确立了"思想建党, 政治建军"的政策, 结束了"党指挥枪, 还是枪指挥党"的争论。"坚持民主集中制, 反对极端民主化", 直到今天还一直是我们的组织优势。可以说, 走进井冈山的是两千个士兵, 古田会议之后, 成为了一支军队。这次会议塑造出的红军, 不仅仅是能打仗的红军, 还被赋予更多诸如"宣传群众、组织群众、帮助群众", "党员带头发展组织"等使命, 组织有了内觉的生命力。

在今天, 我们应该意识到, "组织"绝非只是一群人, 而是凝聚一群人去做一件事。在组织当中, 个人可以用积极的心态帮助组织, 使其更有凝聚力, 组织也可以推动个人成长并成熟。作为一个组织的领导者, 更应该具有调适组织整体心态的方法和能力。

　　2011年，阿里巴巴"黑名单事件"之后，多名高管及大批员工离职，也许那是阿里历史上最有危机的一年。那年春节，马云第一次来到占田，这次的造访使马云想明白一个道理："业绩和政治思想是对立起来的，但是毛泽东把它们合起来。这就是当年红军为什么能够成功的原因，它不是纯粹打仗的组织。"

　　2015年，马云带着团队到古田召开集团CEO管理层改革会议，这是他第二次来古田。马云谈到："与历史上红旗能够扛多久的疑问一样，阿里巴巴也在自问，未来到底要去哪里？"阿里到今天走到哪里想必大家都已清楚。2018年6月，马云带湖畔大学诸多企业界精英第三次走进古田，阿里巴巴能有今天的发展，与从党史中汲取建立强大组织的经验分不开，这是否可以给我们一些启迪？

　　要想建立有凝聚力的组织，就要向历史上最成功的经验学习。

◇ 用"使命"打造组织

　　使命是理想的执行层，组织的凝聚力离不开使命，古田会议锻造出了一个强大的组织，使一群人被共同的使命感召在一起。一直贯穿到现在的这个使命是"为中国人民谋幸福，为中华民族谋复兴"。

一个有执行力的组织，离不开自己肩负的使命，好比南方电网的"主动承担三大责任，全力做好电力供应"，好比中国移动的"做信息社会栋梁"，又好比海尔的"敬业报国，追求卓越"。我们再来对比一下耐克的"体验竞争、获胜和击败对手的感觉"，以及惠普的"为人类的幸福和发展做出技术贡献"。

我们可以发现，中国的企业很多是以国家和社会为使命方向的，而西方企业，要么聚焦对手，要么聚焦个人，要么谈及全人类。这是东西方文化与价值观的显著不同——组织精神和自由文化的不同。我们对此要有一个认识，经营上可以学习西方管理体系，但理念上应该适合我们的文化和国家，否则将会水土不服，甚至无法聚焦。

联想离开中国文化土壤后的发展是个显著的例子，它的使命是"为客户利益而努力创新"。我们自己揣摩，仅仅着眼于自己客户的利益，这样的使命对员工的感召力会如何？这样的企业发展又会如何？

大的企业，组织如同一部复杂的机器。使命是动力，是系统前进的驱动。使命之外，还有诸多要素使组织运转行之有效，进而在稳定有效的运转下使员工从容工作。

◇ 从容环境下的组织运转

警惕过度管理，建立高效的管理系统

松下幸之助说：管理的本质是服务，是服务于普通人，让普通人做伟大的事。在企业管理领域，松下幸之助所说的普通人，就是企业员工。按照他对管理的理解，管理就是服务好员工，让员工发挥出才干，高效地为企业创造价值。

但在企业的管理实践中，一旦管理的职能被明确出来，管理层区别于员工层而成为组织中一个独立的存在，那么管理层在履行自己的责任时，有可能会忘记"管理服务员工"的初衷，甚至在实践中与这个初衷背道而驰，实际上变成了员工服务于管理。过度管理就是一种具体表现。

我们知道，管理是通过协调组织内的各种资源和活动，以实现企业的价值创造目标。管理系统就是为协调这些资源和活动所设立的组织架构和工作规则。但管理系统容易陷入过度管理的陷阱，体现在组织架构设置、制度流程设计和信息化建设等各个方面。

先来看组织架构。组织架构的本质是为了实现企业战略目标而进行的分工与协作，它是服务于企业的工具。在不同的企业，因为战略目标不同，发展阶段和业务模式

不同，需要设计相应的组织结构来配合。例如，初创企业需要快速反应来保证生存，因此组织结构通常比较简单，围绕主要职能来设置部门。一旦公司发展壮大，企业内部各部门之间需要更多的协调，企业就会不断调整组织结构，以使其适应发展的需要。而在发展过程中所采取的调整方式，基本上都是做加法，结果是组织内部的职能和层级越来越多。由此带来另一个问题，就是组织结构越来越臃肿。而在臃肿的组织结构下，可能会形成有些事多头管理和有些事无人管理并存的局面。在多头管理的情况下，员工遇到事情需要逐个请示，如果不同的管理者给出的决定不一致，就会让员工无所适从，员工只能是要么搁置行动，要么继续向上请示，这样就增加了不必要的内部沟通协调工作。而那些无人管理的事情，往往是企业内部责任比较重大、问题比较复杂、难以出成果和见成效的工作，所以各部门就会对这些事情进行推诿。无论是以上哪一种情况，都会耗费大量的时间，不仅不能有效推动工作，还会给员工增加工作负担。

再来看管理规则。管理系统中规则的主要部分是工作流程和标准，它们是通过总结做某项工作的最佳方法，再结合知识和技术而形成。规则被写成人人可用的模板，即制度、流程和工作表单等，因此管理的基础就是标准化（也可称为规范化）。规范化的目的是服务员工，让普通员工可以把工作做对、做好，由此提升整个企业的运作质量和效率，也就是松下幸之助所说的"让普通人做伟大的事"。因此，规范化工作是企业必须持续优化和完善的基础性管理工作。

但是，企业在开展规范化工作时，可能会进入一个误区，就是忘记标准化工作服务员工的目的，变成"为标准化而标准化"。比如，在初创性的公司，员工一共只有十多个人，本来沟通是非常简单的，很多事情都可以通过面对面的沟通方式去解决，但企业非要把沟通过程变成正式的层层汇报流程，无谓地增加了沟通的复杂性，这样必然降低了工作效率。在大型公司，由于层级多、员工人数多、企业内部分工细，规范化工作的迫切性和重要性更为突出，但即使这样，也可能存在将规范化工作做过头的情况。比如，在一些大型公司的基层单位和部门，制度和工作规范太多，以至于没有人能够记得住，制度和规范沦为摆设，没有起到应有的作用。

同时，很多大型企业都面临一个问题：经过多年的组织架构完善和规范化工作，架构和流程已经变得非常完备，时常会形成牵一发而动全身的情况，所以对架构和流程做任何的改善和优化都非常难，因此企业容易陷入僵化而缺乏创新，这就是经常被讨论的"大企业病"。IBM公司的董事长兼CEO郭士纳曾写过一本书《谁说大象不能跳舞》，讲述的就是在IBM这样的巨型公司，如何治疗大企业病，让笨重的大象重新具备活力的故事。

第三个可能存在过度管理的常见领域是信息化系统的建设，我们称之为信息化悖论。信息化系统和工具的作用是为了使企业的信息流能方便高效地流转、储存和利用，提升管理的成效，为客户创造价值。但实际情况并不总是这样。例如，有一个企业运用一个财务信息化系统。过去企业内部的财务审批是在纸质媒介上完成的，运用财务信息化系统是为了提高管理效率。然而实际的情况却是，员工需要走两个流程，既要走电子审批流程，又要通过当面的汇报、沟通、签字，完成纸质审批流程。同时，由于设计不科学，电子审批流程经常被卡在某个环节。例如某个审批人没有及时去信息系统完成审批，而系统不会提醒审批人，于是审批就一直停留在这个环节；直到审核申请人发现后，电话提醒审批人，流程才得以继续运转。像这样的信息系统，不仅不能使员工高效工作，反而加重了员工的工作负担。因此，这种情况也属于不当使用信息化工具，从而造成过度管理。

由于过度管理的普遍存在，所以很多优秀的企业也致力于解决这个问题。前面提到的IBM公司，在20世纪90年代，其亏损高达一百六十亿美元，正面临着被拆分的危险，媒体将其描述为"一只脚已经迈进了坟墓"。1993年，郭士纳刚刚接手IBM时，这家企业已经因为机构的臃肿和孤立封闭的企业文化而变得步履蹒跚。郭士纳上任后用了九年时间，致力于通过机构改革、业务模式重整去振兴企业，不仅保持了IBM这头企业巨象的完整，而且让IBM公司成功地从生产硬件转为提供服务，成为世界上最大的一个不制造计算机的计算机公司，并实现公司的持续赢利，股价上涨了十倍，成为全球最赚钱的公司之一。还有一个例子是华为公司，它在发展过程中曾经提出"七个坚决反对"的管理原则，其中第一条是"坚决反对完美主义"，第二条是"坚决反对繁琐哲学"，都和反对过度管理有关。

南方电网公司正致力于从优秀迈向卓越。为实现这一战略目标，公司实施强身健体、精简机构的管理措施，同时大力推动精益管理。通过实施精益管理，去除那些无意义、无价值的工作，使流程变得更清晰，更简洁，更高效；让员工不再去做无意义、无价值的事，减少和产出不相匹配的投入。因此这种让流程更好地服务于企业运作、服务于员工的管理实践，也是从管理系统入手，化繁为简，实现企业高效运作的管理之道。

摒弃形式主义，建立求真务实的管理文化

"形式主义害死人。"早在延安时期，毛泽东同志就讲过，形式主义是一种幼稚的、低级的、庸俗的、不动脑

子的东西。在新的形势下，全党坚决反对形式主义、官僚主义、享乐主义和奢靡之风，形式主义居"四风"之首，且根深蒂固，彻底摈弃形式主义尤为重要和迫切。

形式主义同样也会存在于企业。其造成的危害，不仅在于工作本身，它还会腐蚀人们的思想，浪费企业宝贵资源，耗费员工宝贵时间。形式主义让员工无法从容工作。

在企业管理中，管理活动的开展形式是重要的，因为它关系到活动的成效。例如，员工的思想政治工作，内容上是引导员工具备正确的价值观，但形式上是采取说教、灌输的方式，还是采取倾听、平等交流的方式，对工作结果有很大的影响。因此，思考开展工作的方式或工作的载体等与形式有关的选择，是关系到管理成效的重要课题。

但是，对形式的追求，必须是服务于内容的。当忘记了内容，独立地去追求形式的时候；或者忘记工作的目的，变成"为做工作而做工作"的时候，就变成了形式主义。企业管理一旦走向形式主义，势必会造成极大的浪费，因为内部的大量活动已经不是服务于价值创造这个企业活动的本质了。

为什么形式主义在企业会有生存空间呢？原因可能有以下几个方面：

首先，形式主义在企业内部存在，和企业运行具有某种惯性有关。过去在工作中延续的一些做法可能已经丧失了必要性，但由于过去是这么做的，所以就一直保留下来，成为一种固定的工作形式。比如，过去由于信息传播渠道很少，要实现信息在组织内部的传递，会议是一种高效的传播信息的方式。但今天，群体信息传播变得非常容易，单纯为传播信息而召开会议就变得低效了。会议应该更多地用于诸如讨论和解决问题等这一类需要与会者互动的信息交流。如果企业还是固守着过去的方式，势必造成"会海"的存在。

其次，形式主义在企业内部存在，和管理层的管理思想有关。因为企业内部的很多活动不是服务于企业的价值创造，而是服务于上级的管理权威的需要。比如，上级单位的领导到下级单位去调研，下级单位就要为此花费很多的时间准备汇报材料，但准备这些汇报材料的目的不是提出问题并寻求与上级共同解决问题，而只是简单地让上级"知悉"下级的工作状况。这时下级可能花了几周的时间准备材料，而结果只是在上级面前花几分钟时间读一遍而已。还有另一种可能，这些材料里的很多内容，上级不听汇报也能知道，因为成绩还是那些成绩，问题还是年年在谈的问题，于是调研汇报这一类的活动就变成走过场。

最后，企业活动沦为形式主义还有一个原因，就是缺乏坚持。企业内部的很多管理活动，其设计初衷都是好的，目的是为了让企业的管理更加适应并促进公司的发展。但很多活动之所以最后不能发挥作用，是因为企业用"做运动"的方式管理，好比一阵风刮过来，整个企业都被调动起来了，但过了一段时间，这些活动就无声无息了。好的观念没有深入员工内心，好的政策没有贯彻落实，好的成果没有得到运用，好的做法没有融入日常工作，结果把本来有价值的东西变成空洞的口号、程式和过场，最终浪费了企业的资源和员工的精力。

形式主义可以说是企业很容易患上的顽疾，中外优秀企业都在和它展开长期的、持续的斗争。企业内存在的作风浮夸、工作不实、文山会海、弄虚作假等，都是形式主义的一种表现。因此，倡导务实求真的企业文化就尤为重要。而管理层的身体力行和示范，是塑造务实求真文化的最重要、最关键的因素，只有务实求真，才能展现出真正的领导力。哈佛大学的研究表明，领导风格将对组织氛围产生影响，组织氛围的改善会带来额外30%的业绩提升。可以说，组织氛围是联结领导力与组织绩效的关键桥梁。

有位朋友曾经分享过这样一个故事：他所在的某集团分公司的领导上任后，专门谈到一个工作原则——尽量不做服务于公司管理层的工作。这位领导对任何一个管理类的工作都要问清目的，并追问这项工作会导致什么样的行动，如果最终没有行动要采取，则这个工作就是不必做的。在后来的工作中，他发现这位领导的确是在认真践行这个原则。比如，过去公司每三个月要做一次内部的项目成本核算，这项工作要花费不少时间。于是这位领导问："做这个成本核算的目的是什么？"下属回答："让领导掌握情况。""那过去我们根据这些数据采取过什么行动吗？比如成本节约方面的行动？"这位领导继续追问。"没有。因为所有成本核算原则都已明确，所有成本发生前后都经过项目组和公司流程的审核，确保支出符合标准，所以不需要采取行动。这些报表统计是公司的例行管理工作。""如果是这样，不必再做季度的统计。只需要对成本支出异常的项目进行监督提示即可。"领导如是指示。这件事给员工留下深刻的印象。这位领导在交代其他工作的时候，也经常会问到工作的价值及其投入情况，他经常说的话是"以最小的投入换取能达到目的的产出"。对于那些没有实质帮助而仅是形式上改善的工作，则是尽可能地避免。与此同时，这位领导把大量的精力投入到帮助部门解决问题上，体现出很强的务实精神。在他的影响下，公司上下都形成一种务实的作风，员工从那些浪费时间的形式化工作中解脱出来，把精力放在提升产品和服务的质量上，从而感到工作真正的价值和意义，公司的业绩也显著提升。

这就是管理者用其领导力塑造务实求真文化的例子。如果企业中每一层级的管理者都抱着务实的态度开展工作，就会给员工传递清晰的信号，员工就不再围绕形式做应付文章，而会踏踏实实地追求工作的实效。

赋能授权，调动员工的责任感和主动性

企业除了建立高效运转的管理系统外，还需要塑造一种信任员工、培养员工，让员工和企业一起成长的管理文化。只有这样，才能充分调动员工在工作中的责任感和主动性，让员工在从容的工作状态下发挥自身才干，为企业创造价值。

德鲁克说，管理是一门真正的博雅艺术。管理的对象是谁呢?是工作着的人类社群。从表面看，管理的对象是工作的成效;但其实工作是由具体的人从事的，因此，管理者不能不和人打交道。管理者每天都要面对不同的人，面对人性中的善恶，也面对人的潜能、长处以及弱点。也就是说，管理的本质，其实就是激发和释放每一个人的善意和潜能。对别人的同情，愿意为别人服务，这是一种善意;愿意帮助他人改善生存环境、工作环境，也是一种善意。

好的管理要符合人性，也就是对人的需要的理解和满足。而激励就是通过满足需要，对人的行为的引导和对人的积极性的调动。为什么一个组织和其中的管理者要为员工创造从容工作和快乐生活的氛围和条件? 这是因为从容工作和快乐生活是员工的普遍需要，是符合人性的，所以

我们可以通过满足员工的这一需求，来引导和调动员工的积极性。其中最重要的是鼓励、引导员工积极主动地思考和行动，以此来抑制和约束人的懒惰。

懒惰分为不愿意思考和不愿意行动。两者中，更难管理的是前者。比如我们可以通过制度来约束，让员工每天按时上班，但我们无法管理员工的大脑。在今天，大多数工作岗位需要的是知识工作者而不是机械重复的体力劳动者。随着人工智能的发展，机械重复的工作进一步被机器取代，这一趋势还在不断向前发展。作为企业中的知识工作者，其工作的价值在于发现工作现场的问题以及客户的需求，并努力去解决问题、满足客户的需求，而这需要主动思考才能实现。这就是为什么在精益管理的理念中，认为企业存在的最大浪费是员工停止思考。

在企业中，让员工停止思考的最大因素，是家长式的权威管理。它有以下这些表现：管理者认为自己可以提供一切问题的正确答案，因而不主动寻求员工参与问题的解决和决策；当员工提出意见和建议时，不愿倾听或轻易否定；把员工放在一个简单的执行者的位置上，视员工为完成任务的工具；因为害怕员工犯错误，而不敢委托重要的工作，或工作过程中的监督干预过多；当员工犯错误时，只对员工进行严厉的批评惩戒，不注重从错误和失败中学习等等。那么家长式的权威管理究竟会有什么样的危害呢？

就人性而言，人们不喜欢自己时刻面对着权威。对于家长式的权威管理，员工常常有两个反应：一是消极反抗。员工内心不认可权威，只以敷衍的态度来对待权威提出的工作要求。比如，选择置身事外，不主动参与工作，而只是按照上级的要求被动执行任务。至于决定的对错，以及问题的解决是否还有可以优化的空间，都不在自己所考虑的责任范围内。总之，员工表现出来的是消极的状态。二是屈从于权威。员工对权威唯唯诺诺，在权威面前觉得自己渺小，因而容易产生挫败感，同时价值感和自尊感也降低。由此带来的后果是，员工的创造性受到扼杀，失去成长的机会和动力。

要改变家长式的权威管理，可以从管理思维、管理方式和管理方法几个方面入手。

首先，是转变管理思维。管理者要充分认识到，真正好的管理不是控制，而是释放人性。由于组织赋予的管理权限和责任，使得管理者天生就具有某种权威。权威的存在也有好的一面。比如，在对员工的监督管理上可以起到一定的作用，让员工服从决定和管理、遵守企业制定的管理规则等。同时我们也要意识到，能让员工内心信服的权威，不是来自组织赋予的管理权限，而常常是来自于管理者个人的美德和能力。一个心胸开阔、兼容并蓄、善于发现员工优势，而自身又具有卓越能力的管理者，才会让员工从内心里信任、佩服并愿意跟随，也才会体现出管理者真正的领导力。因此，我们所要避免的权威管理，是指无视员工的需求、不注意挖掘员工自身的主动性和创造精神、压制员工的意见表达，以及在任何事情上要求员工简单服从的粗暴权威管理。

管理者对员工错误的处理方式，也关系到员工是否愿意主动思考、承担责任。管理者要明白一个道理，凡是做事的人都有可能会犯错误，只有不做事的人才永远不会犯错误。特别是对一些创新性的工作，如果要求员工不能犯错，几乎就是不可能的。在硅谷，很多人相信个人成功与失败的比例是有一定关系的，要想获得更多的成功，就可能承担更多的失败。"失败太少，意味你过于保守，尝试不够。"这种对于失败的理解已经成为硅谷创新文化的一部分。

在日常工作中，管理者如何处理员工的错误，方式很重要。平庸的管理者容易把焦点放在犯错误的员工，即"人"的身上；而优秀的管理者面对错误，却首先思考他（或她）为什么会犯错？如何改善系统让员工下次不犯错或少犯错？这种从改善系统的角度思考管理，让普通的人也能做出卓越绩效的管理理念，值得管理者们学习。

第二，运用群策群力的团队决策方法，激发员工的主动思考和参与，改变团队氛围。群策群力是一种团队共同决策的方法，这个方法运用两种关键思维方式，一种思维方式是发散，指的是团队在讨论问题的时候，尽可能激发成员的思考，从而产生尽可能多的想法；另一个思维方式是聚焦，指的是团队通过分析，最终优选出最佳方案，形成团队的共同决定。在群策群力的团队决策方法中，特别强调的是做好发散。因为发散是决策质量的基础，它是通过提供足够多的想法来保证最终优选出的方案的质量。因此，在这个阶段，最需要避免的是在一个想法刚刚产生的时候，就对其进行批评和质疑，特别是团队的领导，不能利用自身的权威去评价一个想法的好坏。由此，我们得知，群策群力是一个鼓励员工思考的团队工作方法。

现实中，很多管理者不喜欢运用群策群力的方法，根源可能是对员工的能力缺乏信任，认为员工不会有什么真正好的想法。这就要求管理者矫正自己的思维，真正认识到员工的积极性和创造性的价值。还有些管理者可能觉得群策群力的方法太麻烦、太低效而不愿意采用。确实，群策群力的决策方式比其他决策方式都更花费时间，但它的效益主要体现在决策的质量以及决策的执行上。前者通过广泛吸纳不同意见而提升质量；后者因为团队共同决策的过程，会加深团队成员对执行的忠诚度，员工对自己参与做出的决定，更有意愿执行决定。

第三，对员工赋能授权。赋能授权是最有效的激发员工主动性和责任感的管理方式。因为赋能授权的背后首先是对员工的信任，相信员工有意愿、有能力做出符合公司利益的决定。心理学中有个期待效应，是美国著名心理学家罗森塔尔等人通过研究提出的：当我们怀着对某件事情非常强烈期望的时候，我们所期望的事物就会出现。

这项有趣的研究就是罗森塔尔找到了一所学校，然后从校方手中得到了一份全体学生的名单。在经过抽样后，他们向学校提供了一些学生名单并告诉校方，他们通过一项测试发现，这部分学生有很高的天赋，只不过尚未在学习中表现出来。其实，这是从学生的名单中随意抽取出来的几个人。有趣的是，在学年末的测试中，这些学生的行为表现和学习成绩的确比其他学生高出很多。研究认为，这就是由于教师期望的影响。由于教师认为这个学生是天才，因而寄予他更大的期望，在上课时给予他更多的关注，通过各种方式向他传达"你很优秀"的信息，学生感受到教师的关注，因而产生一种激励作用，学习时加倍努力，最终取得了好成绩。由此可见教师的期待不同，对学生施加影响的方法不同，学生受到的影响也不同，产生的结果自然也不同。

期待效应告诉我们，对一个人传递积极的期望，就会使他进步得更快，发展得更好。反之，向一个人传递消极的期望则会使人自暴自弃，放弃努力。期待效应在学校教育中表现得非常明显，受老师喜爱或关注的学生，一段时间内学习成绩或其他方面都有很大进步，而受老师漠视甚至是歧视的学生就有可能从此一蹶不振。在企业管理中，期望效应同样存在，可以通过对员工的信任和期望来激发员工的斗志，从而创造出惊人的效益和价值。

赋能授权表面上看是授予权力，其实背后更多的是一种信任和授责，即把事情的结果交到被授权人的手上，相信他能做好。因此，赋能授权是培养责任型员工的最好方式，也是培养敢于担当的责任型干部的最好方式。同时，赋能授权不仅能激励员工，也能直接为企业创造价值。因为员工身在现场，掌握第一手的资料，能够迅速地为客户解决问题、创造价值。因此，有公司把这种管理方式形象化地称为"让听得见炮声的人做决定"。

在现代管理中，相对于层级化的管理模式，强调员工自主工作的扁平化管理模式受到企业更多的推崇。扁平化管理模式的理论基础是量子管理学。倡导量子管理学的英国著名学者丹娜·佐哈尔认为，在一个充满不确定性、无章可循的量子时代，企业应该抛弃传统经验，敢于挑战权威，大胆创新。这时候，作为管理者应该做到充分授权，同时采取扁平化、自下而上的组织结构，充分激活每个"能量球"，让集体创意得到发挥。事业部制可以说是佐哈尔量子管理的代表。其核心是权力下放，员工可以最大化地发挥个人聪明才智，这不仅激发了员工积极性，更增强了责任意识。

科学用人，将合适的人放在合适的岗位上

前面我们曾用"N-1"原则，说明决定员工是否能从容工作的重要因素是员工的能力能否适应岗位要求，且员工的能力越是超过岗位要求，员工的工作就会越从容。因此，除了员工自身加强学习和能力锻炼之外，组织也要主动对员工的能力进行管理，为员工提供能力成长的条件，并用一套机制保证能够为企业源源不断地输入符合岗位要求的人力资源储备。

成功的企业都致力于构建一套符合自身特点的能力管理系统。华为公司的能力管理系统的核心是其任职资格体系。任职资格反映的是从事各类工作的能力。华为任职资格体系的标准设计以岗位职责为基础，以绩效贡献为导向，以任职能力为核心，员工要获得一定的任职资格，必须按照所要求的行为规范工作。它的目的是为了保证工作质量。任职资格有助于员工的培训，明确员工需要掌握的知识范围及能力标准。华为强调任职资格体系和员工职业生涯相结合，任职资格认证是动态的，在岗位要求发生变化时都需要重新实施认证，坚持任职资格等级"能上能

下"的原则。

我们倡导"百年树人"的培养和育人理念，着眼于从系统的角度、以长远的目标进行人才的培养，这里包括两项关键性的工作：

首先，是为人才发展提供宽阔的舞台。企业和员工共同制定员工的职业生涯规划。职业生涯规划不仅可以使个人在职业起步阶段成功就业，在职业发展阶段走出困惑，到达成功彼岸；对于企业来说，良好的职业生涯管理体系还可以充分发挥员工的潜能，给优秀员工一个明确而具体的职业发展引导，从人力资本增值的角度达成企业价值最大化。企业要帮助员工做好职业方向、发展方向的选择，帮助员工设计职业生涯发展方向，将合适的人用在合适的岗位上。

第二，开展人才梯队建设，创设育人机制。首先是用职位序列图搭建好人才发展台阶。根据公司人才战略规划，拟定决策层培养对象、中层培养对象、基层干部培养对象，制订好职位序列图。这样便于员工有的放矢，阶段进步，形成科学的人才梯队。在用人上，如果条件允许，建立人才拔高使用的机制。充分开发其潜能，让其由不胜任到快速胜任。世界第一潜能激发大师安东尼·罗宾说："每个人体内都有一位沉睡的巨人等待着被唤醒。"因此，企业要善于利用人才的长处，对员工进行多方面的激励。特别是针对80后、90后群体善于创新、思维敏捷的特性，为其提供广阔的平台，充分发挥其聪明才智，发挥其主观能动性。在用人机制上要不拘一格、大胆任用，能用人所长，则天下人皆可为其用。很多世界500强企业的成功实践证明：被企业拔高利用的人才多数都取得了骄人的业绩，为企业创造了良好的经济效益和社会效益。

前面我们谈到，在个人职业定位上要运用"N-1"的思维，现在我们提倡组织建立人才拔高使用机制，表面上看两个理念有矛盾，但其实背后达到的是矛盾的统一，即从不同的维度促成员工的能力成长。为什么可以做到这点呢？因为一方面员工要做到"N-1"的职业定位，需要不断驱使自己的能力超过岗位的要求；另一方面，组织在拔高使用人才的机制下，能够给人才一个成长的舞台和空间，激励人才在承担责任的过程中去快速提升自己的能力。因此，两者都是从不同的角度，促使员工不断成长，实现统一的人才成长目标。

"有牺牲精神，能积极工作"，这是古田会议对军队内党员的要求。这句话放到现在，仍然适用。当年的组织能够有宏大且可实现的使命，组织也能让个体有归属感和成长的空间，那么现在，要让组织内的个体发扬牺牲精神，以积极心态面对工作，开放且激励的环境是必要的。我们的组织工作者，应该注意贯彻企业使命感，并在以上四个运转组织的细节上悉心落实。

行动
清单

1. 思考题：我国如果在改革开放时走向了强资本弱政府局面，现在的经济运行会是一种什么情况？我的生活状况可能会是怎样？

2. 习作题：把自己视同为一个组织，列出自己的愿景、使命、价值观和行事准则，并照此规划生活和工作。

下篇

快乐生活篇

　　五千年前我们和埃及人一样面对洪水；四千年前我们和古巴比伦人一样玩着青铜器；三千年前我们和希腊人一样思考哲学；两千年前我们和罗马人一样四处征战；一千年前我们和阿拉伯人一样无比富足。

　　这是一段近年流行于网络的话，激发了很多人的民族自豪感，之所以激发，是因为这段话确实无法反驳，准确地描述了五千年来我们在世界上的存在感。五千年来，我们是世界上唯一文化无断绝、文字有传承的民族。论历史，灿烂悠久，一脉传承；论面积，国土广袤，气候适宜；论人民，人口众多，勤劳智慧。正是因为国家同时具备了长度、宽度和厚度——这是世界上绝无仅有的，我们才在五千年里饱经沧桑却屹立不倒。

　　人生在国家历史里显得很短，但对于个体来说又很长。一个人在生命历程里，如何才能过得丰满而精彩？在各个阶段均能活出自我，活得充实？随后四章我们要探讨的内容是：在生命的长度、宽度和厚度三个维度上，我们应该用什么心态面对生命？在每个阶段该如何选择？我们要如何生活，才能让工作和生活融为一体，创造我们美好的未来？

CHAPTER 7.

生命的长度——活在当下

不为过去而后悔，不为未知而恐惧

给时光以生命，而不是给生命以时光。

——布莱士·帕斯卡

我们究竟应该以什么样的态度生活，才能达到幸福快乐的状态？本章给出的答案是"活在当下"，一种通过珍惜现在，而成就过去、把握未来的生活态度。我们将分享活在当下的人生态度能够带给我们的回报，以及如何清除阻碍我们活在当下的障碍，将"活在当下"的理念和态度贯彻到实际生活中。

◇ 生命的意义

工作之外，我们更多的"时光"是由生活来填充。心情是否从容淡定，同样和生活状态密不可分。工作和生活应该是种什么样的关系，又如何相互促进，才能让彼此形成正循环，使我们从容工作并快乐生活？

工作是别人的还是自己的？在前面六章内容里，想必你理解了：只有把工作当成自己的，才能更从容面对。更广义地讲，工作也是生活的一部分，工作和生活，本质上都是生活。人都是为了生活更好而工作的——无非是自己"小家"的生活或是全人类"大家"的生活。同时，有意义的生活，也同样能促进工作，使之更轻松。

从广义的角度，万物都有生命，包括从粒子到宇宙，从细胞到人体，从科学到哲学。但意识到"生命的意义"，且又对这个意义具有渴求的，恐怕只有人类了。也许恰巧是人类进化到了这个"意识到但并不理解"的节点上，于是，苦苦思索并寻求答案。

"当生命意识到宇宙奥秘的存在时，距它最终解开这个奥秘就只有一步之遥了。比如地球生命，用了四十多亿年时间才第一次意识到宇宙奥秘的存在。……如果说那个原始人对宇宙的几分钟凝视是看到了一颗宝石，其后你们所谓的整个人类文明，不过是弯腰去拾它罢了。"

这是刘慈欣在《朝闻道》里的一段描述。在神级文明的眼中，人类的文明史只不过是宇宙历史的一瞬，宿命也脱离不了宇宙规则。宇宙按照既有轨迹运转发展，人生短暂，个体在这个渺小的星球上生老病死、创造和毁灭，或留下痕迹，或烟消云散。我们用短暂的生命去追寻一些存在的意义：希望时间不要抹去我存在过的痕迹。

一些人做到了，但大多数人做不到。平凡注定是大多数人的归属。但很多人，终其一生，都在与平凡为敌。过多地凝望生命终点的那个"目标"，而忘了过程本身就具备现实意义：作为地球上最高级的生物，怎能浪费活在当下的体验？

我们有时会用"生命"这个词来替代生活。在很多人的意识中，生活是工作之外的那部分生命，如果把工作当作生活的一部分，那么，生活就是生命在现实维度的投影。在精神维度，生命投影为思想。

用第一性原则来思考，生命当然应该具备长度、厚度、宽度等各个指标，那么在长度这个指标上，我们应该让精神活在生命长度的哪一段？

◇ 活在哪里？

对过去的缅怀是我们常见的精神状态。我们或是沉湎于曾经的美好时光，或是反刍着过去的不幸。可是这样一来，我们抓住机遇、探索新事物的可能性也就更小。时间永远是公平的，当你沉浸在过去，那么就止步于过去。当一个人总是沉浸于"当年勇"时，当年那辉煌的一瞬，也就是他能达到的人生顶峰；当一个人沉浸在当年的痛苦中，那么过去的不幸，即将成为他未来的翻版。

以后呢？

而一个生活在未来的人，容易忽略现在，进而无法走向未来。未来模式的本质，在于对现状的不满。未来是好的，现在是差的，所以要求全力以赴走进未来，这将会带来几个现象：

容易不满，陷入现实生活中的问题，而放大自己面临的困境。

容易迷茫，如果还没有找到自己认为的通往未来的路。

容易焦虑，因为未来是未知的变量，变量意味着不知道能否成功。

容易浮躁，因为焦虑和压力，人很难沉下心来，做一些扎实的事情。

而通常，陷入未来模式的原因有二：一是心理逃避，不愿意面对无力掌控的现实，因此寄希望于虚无飘渺的未来；二是思维惰性，希望通过一次全力以赴的努力甚至赌博，快速进入美好的未来。

于是，陷入未来模式中的人，他的现在通常是不从容的。我们要尊重现实，要先把握住现在，然后再去铺垫未来。

最好的时间观是拥有高度"过去积极观"、较高"未来导向观"以及中度选择性"现在享受观"的混合，换句话说就是，喜欢过去而不沉湎，为未来努力而不空想，活在当下并快乐生活。

"活在当下"并非简单的现实主义，我们对过去有缅怀而不沉溺，我们对未来有期盼而不空想，在"现在"这个节点上，勇于直面，也享受"现在"。在中国的民族性格里曾充满"活在当下"的精神，在诸多神话传说里，不溺过去，不惧将来。愚公不躲避，不恐惧，奋一世之力而移山，只为解决今日之障碍；孙悟空在花果山，不惧明日天兵天将即将到来，有明日的拼争，也有今日的逍遥……而现在社会上蔓延的焦虑感，显然是源于对未来的恐惧，重拾我们乐观而奋斗的国民精神，将更有助于我们从容工作，快乐生活，于社会焦虑中救赎自我。

思考一下我们和我们的左邻右舍。

印度，曾有灿烂的文明史，但今日的发展显然已被中国抛在身后，是否和沉湎于灿烂的历史文化有关？是否与不切实际的幻想未来有关？而印度主流的宗教——印度教，也在引导人们放弃现在，只寄希望于未来的福报，活在未来。这些民族性格和宗教思想，也许在暗地里发力，影响国家的发展。

日本，在亚洲率先实现工业化，科技及制造业之强一度挑战美国，但近三十年已经越发失落，民族精神也在"宅文化"中褪色。是否与恐惧未来的悲观主义有关？去看一下日本主流论坛，会发现淡然无所谓的态度占据主流。

无论是国家，还是个人，我们应该警惕这两种思想——活在过去和活在将来，而应该——

活在当下，提升生命质量

"当下"指的是你现在正在做的事、你现在所在的地方、现在与你一起工作和生活的人。"活在当下"就是要把关注的焦点集中在当下这些人、事、物上面，全心全意地、认真地去悦纳、品味、投入和体验这一切。简单地说，活在当下就是专心地做好现在的自己。

朱光潜在他的著作《谈美》中，曾讲过一个王徽之访友的故事。王徽之居山阴，有一天夜雪初霁，月色清朗，他忽然想起朋友戴逵，便乘小舟到剡溪去访他，可是刚到门口他又把船划回去了。他说："乘兴而来，兴尽而返。"王徽之在访友之前并没有特别的计划，只是在那一刻，他想起了朋友，于是便随着自己当下的心意去做了。但是到了朋友家门口，又觉得不必再见，于是又随着自己的心意返回。我们常常把像王徽之的这一类人称为"真性情"。他们共同的特点就是活在当下，跟随自己的内心，不浪费时间去犹豫和怀疑。因为随着自己当下的心意，他们享受了生命里的每一刻，所以他们的生命没有一刻是无意义的，也没有一刻时光被浪费。

活在当下，可以让我们沉浸在当下正在做的事情中，保持专注。因为专注，所以我们让时间发挥出最大的价值。我们都体会过全身心投入到某件事情中而废寝忘食的感觉，现代心理学家把这种状态叫做"心流"。当处于这个状态时，我们的创造力和效率会达到极佳的状态，我们忘记时间的流逝，并从中获得极大的生命满足。活在当下，就是让我们在做每一件事情时，无论是工作、游戏、和家人朋友共处，还是吃饭、睡觉，都把全部的注意力投入当下的活动，保持专注的状态。一旦养成做事专注的习惯，就能把事情做到极致，自己也修炼出强大的专注力和定力，内心从而变得更加纯粹、从容和坚定。

活在当下，让我们更能够聚焦人生，理解生命。最近有这么一则新闻，令人唏嘘不已。2017年12月21日，南京市某小区，一位八十一岁的独居老人在家中去世两个多月后被发现，被发现时，老人的身边还有一封遗书。遗书上写道："我于昨晚（农历八月十五）走了，走时心如止水……"

在两个多月前，在阖家团圆的中秋节，这个孤独的老人独自离开了这个世界。在遗书中，老人感叹："这世道无论达官贵人与无名小卒均相互尔虞我诈，令人可怕。好在这大千世界很公正，人人都是匆匆过客，无一幸免。"另外，老人还嘱咐家人，将她的遗体火化，身后事一切从简。老人有儿有女，她独自搬到这已经七年多了。

这是现在这个焦虑的世界带给我们的悲剧，人们在焦虑中盲目赶路，不但无暇看一眼路边的风景，甚至连亲人都无法顾及。而生活，应该由我们自己成全。请多与家人和朋友相聚，请做些有趣的事，照顾好自己。让我们活得温馨而精彩，从容而向上，活在当下。

我们无法延长时间，也无法让时间静止，我们唯一能决定的是对时间的利用方式。我们生命的质量是由当下的幸福感决定的，所以我们不要用这个时间来追悔过去、期待未来，而是应该利用这个时间好好品味当下的每一刻。

虽然现在正在分分秒秒地流逝，我们不能挽留现在，但我们却可以把握现在。因为此时此刻虽然会过去，但它确实是此刻真实存在的。而过去是由无数个当下累积而成的。当下没有做好，没有把握住，则意味着过去都是遗憾。而未来是由无数个当下汇集向前的，当下没有做好，未来也无从期待。所以如果能活在当下，把握当下，我们就不会错过现在，也能成就过去，把握未来。

如何把握现在，活在当下呢？一方面，我们要清除阻碍我们活在当下的障碍；另一方面，我们要找到生命中最重要的三件事，并将它贯彻到日常生活中，做好有利于身心健康的三件事。

活在当下，需要摆脱牵绊

有这样一个故事：一位拉比（犹太牧师）不慎从一幢摩天大楼的顶楼坠落。大楼里认识他的人从打开的窗户看到他不断坠落时，都惊惶而关心地问："拉比，您还好吗？"不断往下坠落的拉比回答说："到现在还很好。"他继续往下掉，每个楼层看到的人都问他同样的问题，而他则继续回答："到现在还很好。"其实，拉比的悲剧早在他坠楼的那一瞬间就发生了，但拉比直到坠地前一刻，都还在享受生命，体验"活着"的感觉。拉比没有浪费时间去后悔过去，没有浪费时间哀叹现在的不幸，也没有浪费时间期待奇迹的发生。犹太人用这个故事来说明，什么叫活在当下。

不错，让我们不能活在当下的，经常是过去的记忆、现在的不完美以及未来的不可知，它们让我们不能全身心地活在当下。

我们首先应该挣脱过去的羁绊。美好的过去让我们留恋，糟糕的过去让我们痛悔，这些都妨碍了我们从当下再出发。明末有位读书人谈迁，他认为不少明代史书错漏甚多，因此立下编写一部真实可信的明史的志愿。在此后的二十六年中，他废寝忘食，广搜资料，六易其稿，终于完成《国榷》的初稿。但未曾料到的是，两年后他辛苦写成的书稿被盗。可想而知，这是多么巨大的打击，若是一般人估计早已万念俱灰，但谈迁没有沉浸在痛苦中，而是迅速振作起来，发愤重新写作。顺治十年（1653年），其时谈迁已年逾六十，他携第二稿远涉北京，实地考察明朝遗址，最终使这部呕心沥血之巨作得以完成。如果不是因为谈迁有告别过去、活在当下的勇气，何以能重振旗鼓，取得如此大的成就？古往今来，那些不断攀越事业高峰的人，几乎都在努力超越过去。他们不因过去的失败而退缩，也不因过去的成功而沉溺。而那些拥有幸福人生的人，几乎每一个都在认真经营人生，他们不因追忆过去而消沉，不因后悔过去而虚度此生，也正是因为摆脱了过去的羁绊，才能做到在当下重新出发。

不仅过去会羁绊我们，今天的"不完美"也会妨碍我们活在当下、享受现在。比如，我们正和一个人交流。本来我们在享受着交流的快乐，但忽然听到对方说出一句自己不太认同的话，这时我们就会想，"他怎么会这样认为呢？""这个想法很不合理呀！""要是他不这样认为就好了！"然后刹那间，对方说什么我们再也听不见了，我们被自己的看法折磨得坐卧不宁，一心就只等着对方停下来，好反驳他或者逃离他。所以说，一个我们当下认为不完美的因素，就能让注意力脱离眼前的人和事，从而让人错失当下。

有一个叫黄美廉的女子，从小就患上了脑性麻痹症。患上这种病的人，肢体失去平衡感，手足会时常乱动，口里只能发出模糊不清的词语，模样十分怪异。医生曾判定她活不过六岁。在常人看来，她不仅失去了语言表达能力，也失去了正常的生活条件，更别谈什么前途与幸福了。

但黄美廉却坚强地活了下来，而且靠顽强的意志和毅力，考上了美国著名的加州大学，并获得了艺术博士学位。在一次讲演会上，有个听众贸然发问："黄博士，你从小就长成这个样子，请问你怎么看你自己？你有过怨恨吗？"在场的人都暗暗责怪这个听众的不敬，但黄美廉却没有半点不高兴，她十分坦然地在黑板上写下这么几行字：

一、我好可爱；

二、我的腿很长很美；

三、爸爸妈妈很爱我；

四、我会画画，我会写稿；

五、我有一只可爱的猫；

……

最后，她以一句话做结论：我只看我所有的，不看我所没有的！这就是黄美廉能够不被挫折打倒，能够快乐生活的秘密——接受自己和肯定自己。这不是一般意义的"知足"，而是接受那些不能改变的事实，并用尽全力去体验、拥抱生命，挑战自己，活在当下，让每一天的生命都焕发出光彩。

生活在这个世界上，人生的缺憾是不可避免的，关键是我们如何看待它。那些"如果……就好了"的想法，会使我们沉溺于不可逆转的过去，而错失当下的美好感受。有勇气改变可以改变的，有度量接受不可以改变的，有智慧区别两者的不同，才有可能清晰且幸福地活在当下。

现在，我们一起来看看，我们对未来的哪些认知会阻碍我们活在当下。

如果我们把快乐建立在对未来的期待上，那么这就是一种有条件的快乐。因为外在的条件并不受我们的控制，因此我们是否快乐也并不能够确定。当未来没有实现我们的期望时，我们就会产生更大的不快乐。孟子曾说："学问之道无他，求其放心而已矣。"意思是说做学问最重要的，就是把失去的本心找回来。做学问的本心，不是为了追求未来的功利和成就，而是把心放在当下所学习和研究的问题上，这样就能更好地专注并沉浸于学习的过程，从而体会做学问研究的纯粹和乐趣；而正因为我们专注于当下的研究活动，它使得我们更容易取得事业的成就。专注于当下，才更有利于把握未来。

可能有人会认为，今天的一切不过都是为未来做准备，于是忽视当下的时刻，而只把目光投注于未来。曾经有一段时间，很多父母呼吁要给孩子一个快乐的童年。然而充斥在社交网络和微信朋友圈的则是另一种声音，那就是如果让孩子自由成长，而不在学业上做好充分的准备，那么孩子们将会失去在未来社会的竞争力。为了给孩子一个美好的未来，他们不断给孩子施加学习的压力，甚至让孩子失去童年的快乐时光。他们相信，这是在对孩子的未来负责。其实，让孩子把所有的时间都放在应付考试上，并不能增强孩子在未来社会的竞争力。而且更重要的是，为了孩子未来的幸福，而放弃孩子当下的快乐，可能并不是正确的选择。如果人的平均寿命是八十岁，一个人的学生时代就占据了生命的四分之一，难道我们不用去理会这四分之一的生命质量吗？为了不可预测的未来，放弃童年的快乐时光，无形中也剥夺了孩子活在当下的权利。

　　网络上流传这样一个故事：有个叫阿巴格的少年，他和爸爸在草原上迷了路。阿巴格又累又怕，以至于到最后丧失了生存的意志。爸爸就从兜里掏出五枚硬币，把一枚硬币埋在草地里，把其余四枚放在阿巴格的手上，说："人生有五枚金币，童年、少年、青年、中年、老年各有一枚，你现在才用了一枚，就是埋在草地里的那一枚。你不能把五枚都扔在草原里，你要一点点地用，每一次都用出不同来，这样才不枉人生一世。"我们可以这样理解，金币代表的就是时间，全身心地体会每分每秒，在人生的每一阶段都活出不同的风采，这就是生命的意义，也是活在当下的意义。如果我们能做到不为过去的事情而后悔，不为今天的缺憾而抱怨，不为未知的事情而恐惧，我们就可以活在当下，拥抱幸运和美好。

活在当下，做好身心健康三件事

　　活在当下，是一种具有哲学思想的生活观念。有些人可能会觉得实践这种观念很难，其实要实践"活在当下"的理念，可以从我们每天的日常生活入手，从我们每个人都能做出的简单改变开始，过好我们的日常生活，这就是我们要讨论的身心健康三件事。

　　身心健康的第一件事，就是粗茶淡饭，回归自然。

　　当年斯诺访问延安，赞叹我们党的领袖廉洁奉公、勤俭朴素的作风，称之为"东方魔力""兴国之光"。今天，虽然经济飞速发展，但这种勤俭朴素对党员干部做好表率作用仍然有着重要的意义，对普通人防止"富贵病"，更加健康美好地生活也有重要的价值。俗话说"粗茶淡饭最养生"。大诗人黄庭坚在《四休导士诗序》中写道："粗茶淡饭饱即休，补破遮寒暖即休。"勤俭朴素就是提倡一种以粗茶淡饭为代表的简单质朴的生活。

　　"粗茶淡饭"的精髓在于认知而非形式，我们认同健康朴素的饮食方式，注意平衡各种维生素及微量元素的摄取，而并非一定要把菜饭搞粗弄淡。今天，"粗茶淡饭"概念的外延也大大扩散了。不仅仅是一种饮食方式，它也代表着一种健康、朴素、自然的理性生活方式。这意味着食物无须山珍海味，营养健康就行；房子不必富丽堂皇，舒适美好就行；衣物不用昂贵奢侈，得体大方就行。总之，简朴自然的生活方式让我们消除贪婪的欲念，限制膨胀的欲望，在当下的时光中感受到自由和快乐！

　　让身心健康的第二件事，就是每日从事一项体育运动。运动的好处无须多说，对大多数人而言，主要的问题不是认知，而是难以坚持，形成运动习惯。那么我们现在就来看看，哪些方法和途径能够帮助我们形成运动习惯。

　　首先，就是让体育运动进入日常生活。每天留出固定的时间从事运动，并尽量做到持之以恒。所谓持之以恒，就是必须提高体育运动的优先级，当发生冲突时，除非必要紧急，一般尽量不要更改计划，而是重新协调安排。总之，不要把运动当成"有时间才去做"的事情，而是和吃饭、睡觉一样是每天必须完成的功课。这也是把体育运动作为"身心健康三件事"之一的意义。

形成运动习惯，最重要的前提是喜欢运动。大多数人不能坚持某个运动的原因，可能是因为不能从这个运动中享受到乐趣，因而很容易就放弃了。如果一个人热爱运动，在运动时能够全身心地投入，他（她）就更有可能将这个活动坚持下来。另外，如果一个人从少年时代起就持续培养对运动的兴趣，那么也很容易终身都热爱运动。但如果之前没有意识到运动的重要性，又该如何培养兴趣，最终形成习惯呢？我们在下一章会探讨培养体育运动的兴趣爱好的方法。

需要提醒的是，在选择运动项目之前，首先要了解自己的健康状况。如果身体存在疾病，需要先咨询医生自己适合哪些运动种类，有无需要规避的运动项目。然后再根据自己的爱好、年龄和体质特点，选择适合自己的运动项目。另外，还要规划好运动的时间、强度、频度，以及应该注意的事项。

一般而言，年轻人可以从事剧烈一些的运动，如跑跳类和对抗性、游戏性强的项目；中年人则适合慢跑、游泳等有氧活动；老年人运动的目的主要是延缓器官衰老，需选择运动强度和运动量都较小的项目。

身心健康的第三件事，就是参加一项有意义的活动。上班族容易在休息的时间宅在家里。由于资讯发达，"宅"在今天互联网的时代有很大的市场，但"宅"会让我们忽略社会交往、远离现实生活并滋生孤独。盖伊·温奇博士的《情绪急救》一书阐述了孤独是一种情绪创伤，使人易患身心疾病，也容易传染这种情绪给他人。参加有意义的活动是治疗孤独、调适心理的有效方式。关于这个部分我们也会在下一章做专门的讨论。有意义的活动，可以是参加一场音乐会或是见一位知识渊博的学者等等，总之是能为我们带来身心成长的事情，这些有意义的活动，让我们活在当下，充分体会更丰富、更有价值的人生。

最后，让我们记住，把握现在，就能够成为一个幸福快乐的人。因为生活永远是，且仅仅是我们现在经历的这一刻。

**行动
清单**

1. 思考题：我生命中最重要的三件事是什么？我为此付出
   了多少时间？是否合理？

2. 习作题：连续把自己每天所做的事情列一个表格，分为
   5—6类，注明时间。看看时间安排是否合理，做出调整
   并执行。

3. 训练题：健康均衡饮食，平时多吃五谷杂粮和蔬菜、水
   果等富含纤维的食物。避免暴饮暴食，晚上九点后不再
   进食。养成每天起床后喝一杯水的习惯。保证充足睡
   眠，坚持从事体育锻炼。

CHAPTER 8.

生命的宽度——活得精彩

不为别人而改变，不因独处而孤单

我们看错了世界，

却说世界欺骗了我们。

——泰戈尔

英国文学家托马斯·布朗曾说："你无法延长生命的长度，却可以把握它的宽度；无法预知生命的外延，却可以丰富它的内涵。"本章就来讨论兴趣爱好对人生的价值，以及在工作之余，如何去选择并培养健康的兴趣爱好，以便更充分地利用业余时间，丰富自己的生活。

◇ 生命丰富的内涵

"你无法延长生命的长度，却可以把握它的宽度；无法预知生命的外延，却可以丰富它的内涵；无法把握生命的量，却可以提升它的质。"这句久被传唱的名言来自英国文学家托马斯·布朗，它告诉我们：生命的质量在于内涵。而生命的内涵，在于我们用什么眼光看待世界——是充满乐观好奇？还是永远波澜不惊？

当无数原始人波澜不惊地生活在地球这片土地上时，其中的一个好奇地凝望星空，掀开了人类文明思维的开篇。而随着文明发展，好奇心也是推动文明发展的原动力。最初人们为什么会去研究闪电？又为什么装上翅膀想要飞上天空？我们相信起始动力都不是为了研究一项科学、发展一个产业，而真的是因为很好奇！

希腊时代有一句名言："哲学起源于惊讶。"惊讶、诧异对于哲学思考也是非常重要的。柏拉图曾在《泰阿泰德篇》中如是说："惊讶，这尤其是哲学家的一种情绪。

除此之外，哲学没有别的开端"，"这地地道道是哲学家的情绪，即惊讶，因为除此之外哲学没有别的决定性的起点"。这种人类生而具备的好奇本质，推动着我们的文化、科学以及艺术的发展。李白充满幻想、波澜壮阔的诗篇，毕加索深入灵魂、充满震撼的画像，詹姆斯·卡梅隆人文主义又壮丽绚烂的电影，让我们的世界丰富多彩，拥有激情。

而今，在快节奏的经济社会发展中，在充满压力的生活中，在我们身边，生活的色彩在慢慢褪却，人们的好奇心也逐渐麻木。我们真的需要为了创造更多物质而蒙头狂奔吗？还是已经为外部的节奏所裹挟？曾经有这样一个短视频，一位女孩在早高峰的纽约地铁站厅忘我地拉着小提琴，演奏堪称大师级，如果在音乐厅中演奏，可能也有不少人会专程买票欣赏，而在地铁站这个充满焦灼和压力的场景中，没人停下匆匆的脚步，甚至没人打量一眼。这种场景在我们身边也经常存在。

这就是现在的我们，步履匆匆，如同机器一般运转，被惯性认知安排好了什么时候忙碌，什么时候去听场音乐会好显得我们还有艺术需求……而忘了抬头打量一下身边就拥有的风景。

其实，世界仍是多彩的，世界也没有那么焦灼。只是我们太匆忙，忘了驻足审视一下我们要什么，甚至没有真正打量一下我们身边的世界。

我们看错了世界，却说世界欺骗了我们。

◇ 怎么看待我们的世界?

我们身边的世界从未变过。如果你能停下来，去走走看看，你会发现河山仍是大好，艺术充满魅力，启迪人心的思想不断出现。无非是，我们不再用心旅游，而是走马观花；我们不再用心倾听，而是为了社交；我们不再走进书店，而是为完成任务而阅读——这种任务，有时候是工作任务，有时候甚至是自己潜意识中给自己施加的毫无意义的任务。好比购买十个知识分享课程，让自己心安一些，感觉没有被时代淘汰，而最终只打开学习了半小时。

世界没变，而人在变，焦虑、烦躁源于内心，人们的生活和交往也逐渐被割裂。一些人被事业雄心所驱动，无暇顾及个人兴趣；一些人感到无助甚至绝望，心态暗淡下也丧失了各种兴趣；没有了相同爱好的黏合，我们会发现和儿时的伙伴渐行渐远，彼此的交集只存在于朋友圈中，或者一场可有可无的同学聚会上。

当然还有一些人能够平衡工作和生活，活得丰富多彩。你能看到他们在充满激情地工作，也能看到他们保持个人兴趣，在阅读，在旅游，在看话剧或者听音乐会。他们用自己的兴趣爱好去影响身边的人，用快乐去感染身边的人。

沉静下来，审视我们的内心，会让我们知道自己真正需要什么。保持个人兴趣爱好，是有助于探索人生的，是有效且快乐的社交方式，也是身边圈子的有效黏合剂。当你驻足思考，保持个人兴趣，你会发现兴趣爱好可以驱动我们更从容地工作。

万物皆有裂痕，那是光照进来的地方。我们可以用健康多彩的光，使自己的心态从容，进而影响身边的人，缝合裂痕。

◇ 培养兴趣，健康多彩生活

爱好是让你终生受益的伴侣

人要想过得有趣，如果只是简单重复单调的生活，那是远远不够的。试想一下，我们每周可供支配的业余时间大约有四十个小时，和工作时间差不多，除去生活中必须做的事情，例如清扫居所、洗衣做饭外，大约还有二十个小时的业余时间可供支配。请你回忆并计算一下，上一周，你的这部分业余时间是如何分配的，你和谁在一起，花了多少时间，做了什么？

很可能你的感受和大多数人一样，你想不起自己做了什么，而时间却已不知不觉溜走了；也有可能你感觉业余时间中以有意义的方式度过的那一部分不算多；或者你感觉业余生活比较单调，总是做那几件事情。总之，如果在业余生活中缺乏让自己感兴趣的事情，就会感觉似乎没有真正拥有过丰富的生活。歌德说过，"哪里没有兴趣，哪里就没有记忆"，它也反映出我们生活的某种状态，那就是感觉活过，却不曾活过。

据说美国一所中学的入学考试，曾出过这样一道题目：比尔·盖茨的办公室有五只带锁的抽屉，分别贴着财富、兴趣、幸福、荣誉、成功五个标签，盖茨总是只带一把钥匙，而把其余四把锁在这个有钥匙的抽屉里，请问盖茨带的是哪一把钥匙？

这道题没有标准答案，每个人都可以根据自己的理解来回答，老师根据学生对观点的论证进行评分。据说后来有人写信给比尔·盖茨问他本人的答案。比尔·盖茨在回信中说："最感兴趣的事物上，隐藏着你人生的秘密。"在盖茨看来，做自己感兴趣的事，而且做到最好，不仅可以收获快乐，还有可能获得财富、荣誉和成功。所以，要了解认识人生的秘密，就先从发现自己的兴趣爱好入手。

培养业余时间的爱好，除了能让我们在工作之余进行休息和调整外，至少还能发挥以下价值：

第一，兴趣爱好可以帮助我们更好地享受生活。罗素说："唯有对外界事物保有兴趣才能保持人们精神上的健康。"通过培养兴趣爱好，让我们从另一个视角发现自我，体验更完整的人生。

第二，兴趣爱好可以提升自我的能力。职场人士必须树立成长型思维的理念，如果能找到自己感兴趣的领域，去不断学习提升，必然有助于发展我们未来的事业。

第三，兴趣爱好可以拓宽我们的人际交往。我们可以以兴趣爱好为媒介，和朋友保持联系并认识更多的人，从而拓宽自己的人际交往，形成良好连接，而不仅仅只是处于人际关系中。

那么，现在就让我们来看一看，如何发现自己的兴趣爱好，以及如何培养自己的兴趣爱好吧？

选择合适的兴趣爱好

如果你有兴趣爱好，请评估一下你的爱好是否满足有益、有趣、丰富、健康这四个条件——

你的兴趣爱好应该是有益的。什么是有益呢？首先，能让人保持健康身体和健全心智的爱好，才算是有益的。诸如赌博以及让人沉迷的网络游戏，就不符合这个标准。

其次，能提升知识和能力的兴趣爱好是有益的。如果能让兴趣爱好和工作相结合，则会放大兴趣爱好的价值，发挥对工作的促进作用。比如有人会利用业余时间，钻研与工作有关的问题，创造小发明等；还有些人，喜欢阅读学习，借此拓宽自己的知识和能力，从而使他们在职场的表现更出色、工作更从容。最后，能让人保持有意义的社会联系的兴趣爱好，也是有益的。比如发起或参加各种公益活动，帮助有需要的人，为社会做贡献，获得充实且有意义的生活。

你的兴趣爱好应该是有趣的。怎样才算有趣呢？首先要符合自己的性情和优势，自己做起来得心应手，能够从中享受到快乐；有趣的爱好，还有一个特点，就是做得越好、钻研得越深就会觉得越有意思。这样的爱好，因为能够被不断深入挖掘，所以可以让人体会到在不同技能和心理层面上所能获得的成就感，因此不容易让人厌倦，会吸引人不断探索、练习，因而容易成为一个陪伴一生的爱好，很多音乐和体育类的兴趣爱好就有这样的特质。

你的兴趣爱好还应该是丰富的。什么才算丰富呢？一般而言，要有两到三个自己擅长的爱好才算得上丰富，这里既有数量上的标准，也有质量上的要求。首先，兴趣爱好的数量最好能达到三个。中国有位著名的诗人海子，用自杀方式结束了自己的生命。他生前的好友西川在《死

亡后记》一文中，对海子的自杀原因做了考察和分析，他
认为导致海子自杀的其中一个原因，是海子的生活相当封
闭和单调，除了诗歌之外，海子几乎没有任何别的兴趣爱
好。简单枯燥的生活害了海子，使他很少感受到人世间的
温情和生之乐趣。虽然大多数人并不会因为兴趣爱好少，
就活不下去，但如果兴趣爱好过于单一，自己又太沉迷
其中，缺乏别的调剂，一旦遇到挫折，就容易消沉，画家
梵·高的自杀就与此有关。同样，正面的例子也有很多，
众所周知，有很多科学家如爱因斯坦等都很喜欢音乐，或
者有其他的爱好，这些爱好对他们深度思考探索未知世界
的工作是有效的调剂，同时也有助于他们放松精神，保持
创造性优势。

除了数量上的丰富，兴趣爱好还要体现一定的深度，
对任何一件事物，越深入，越能触到自己的深层感受，
也就越能让自己愉悦。另外，爱好的丰富性还体现在几种
爱好之间的互补上。因此，选择爱好时，最好做到动静结
合——锻炼身体和锻炼大脑结合；内外结合——室内活动
和室外运动结合；群独结合——群体项目和个人项目结合
等，这样就能够真正做到爱好广泛和丰富。

此外，我们还应该注意到，随着时间的推移，因年
龄、环境和人生阅历的变化，一个人的兴趣爱好也是有
可能改变的。我们不必执著于某一种兴趣爱好，而应该

着眼于增强人生的体验、增加生活的宽度，去尝试不同的兴趣爱好，而不必刻意去设计，其目标就是让生活更加丰富多彩。

你的兴趣爱好更应该是健康的。尽管我们可以用上述有益、有趣、丰富的标准作为我们选择兴趣爱好时考虑的因素，但实际上最重要的标准就是"健康"。所谓健康的爱好，既体现在爱好的有益上，也体现在对爱好追求的"适度"上；而不健康的"喜好"则会给人生带来负面影响。人民网的人民论坛栏目曾载文《勿让"喜好"奴役心灵》，专门谈到志趣高尚、健康积极的兴趣爱好可以助人品悟进退、明德修身、陶冶身心。但另一方面，喜好也可以说是一把"双刃剑"，如果不加辨别、纵情沉溺，则可能使人误入歧途、走入极端；如果因之恣意妄为，则可能为此吞下苦果。特别是领导干部，个人喜好有可能成为被围猎的一个"主攻方向"，很多"落马者"最初都是被人从其喜好入手而攻破的。因此，对领导干部而言，一己之喜好看似小事，却有可能被他人利用。因此，只有对喜好抱有一份清醒与自觉，注重培养健康有益的兴趣爱好，才能避免本末倒置、心为物役，才能"做一个高尚的人、一个纯粹的人，一个有道德的人，一个脱离了低级趣味的人，一个有益于人民的人"。

培养兴趣爱好

兴趣爱好大多数都是培养出来的，而且越早培养，爱好就越持久。据说一般人到三十岁之后，很少能发展出新的业余爱好。但也有例外，纽约有个摩西大娘，七十八岁才第一次拿起画笔，可一画就画了二十三年，画到一百零一岁，一共画了上千幅画，她的作品被美国大都会等重量级博物馆收藏。摩西大娘不识字，七十八岁以前也没有画过画，但自从拿起画笔，她对绘画的热爱便一发不可收拾，谁能说她旺盛的生命力和她的爱好无关呢？对很多人而言，发现爱好的那一天，世界的一扇窗就随之打开。所以爱好的培养虽然是越早越好，但任何时候开始打开这扇窗也都不算晚。有人曾向专家请教："三十岁才开始学习编程晚不晚？"得到的其中一个答复是："学习这个技能的最佳时间是十年前，其次是现在。"因此，对当下的决定来说，培养爱好的最佳时间就是现在。

最值得培养的几类爱好包括阅读类爱好、运动类爱好和创作类爱好。

首先，是阅读类爱好。《人民日报》曾刊登文章《让读书成为干部第一爱好》，再提学习的重要性，认为越是关键时期，越要读书学习。对于干部而言，读书学习不仅是个人兴趣爱好，而更是一种责任，因此要把读书学习作为第一需要，及时充电补养。作为第一爱好，乐于探索求真；作为第一习惯，自觉修身增智。

的确，读书是学习的重要方式之一，也是所有爱好中对人的一生影响最大的活动。一个人的人生经验是由直接经验和间接经验所构成的。一个人的阅历再丰富，他的直接经验也是有限的，而书籍为我们提供了无限的间接经验，丰富了我们的人生体验。我们可以隔着时空与来自任何时代的作者对话，我们的心灵可以自由地在想象的世界翱翔。而最初，一个人的精神启蒙也往往是从阅读开始的，首先借助阅读获得间接的人生体验，然后再从自己的生活中去寻找和追求。按照钱理群先生所说的，阅读可以"打下精神的底子"，这是培养阅读爱好对人的最深层次的意义所在。因此，用读书助推学习习惯养成，借助读书把学习升华为精神追求，培养成第一爱好，内化为自觉行动，无疑是一条很好的途径。

书籍种类也有多种选择，读专业书可以成长事业，读知识书可以扩展能力，读文艺书可以丰富心灵，读励志书可以成就理想。在选择书籍时，可以根据自己的需要，确定一个比较稳定的、三四年不变的读书方向，并辅之以其他各种类别的书，这些其他类别的书可以庞杂，可以根据当下的兴趣来选择。

其次，是运动类爱好。运动类爱好可以让我们保持身心健康、发展智力并提升生活质量。越运动不仅越健康而且越聪明。运动有三类：有氧运动，它可以让人保持良好的心肺功能、保持正常的体重并塑造体型；力量运动，可以让人保持骨密度，保持肌肉；柔韧运动，可以让身体保持柔韧度，防止被伤害。在身体状况允许的情况下，一个人最好同时保持这三类运动。

最后，是创作类爱好。创作主体最大限度地投入到创作活动中，由此产生出成果，会让人产生很大的成就感。比如写一本书、运行一个公众号、做木工活、制造一个小发明等。可以根据自己的特长和兴趣进行选择。

有一位从事管理咨询的女士，在她的女儿出生后，她需要花很大一部分时间在陪伴和教育孩子上。于是她把培养训练孩子的逻辑思维和表达能力的方法与经验总结出来，写成了一本书——《儿童口才训练26周》。并且她在写书的过程中，还带动孩子一起参与到创作中，让孩子也获得了锻炼和成长。她们共同完成的作品也成为母亲亲子教育的成果和孩子学习成长的见证。这不仅是给孩子的最好礼物，同时育儿的经验也可以帮助到更多的人。因此，这样的爱好是很有成就感的。

在选择了适合我们的爱好之后，就是行动了，或者说是培养爱好了。这时我们最容易遇到的问题就是不能坚持。因此，我们必须对这个问题有所应对。应对的策略包括两个方面：一方面是提升对培养兴趣的认知；另一方面是运用科学的方法来培养兴趣。

任何爱好在培养过程中，都会经历一个U型曲线。首先是开始时候的兴趣水平，我们通过初步的了解而对某项活动产生兴趣，从而有意愿去尝试和培养。通常这个兴趣水平是比较高的，因为它是促使我们行动的内在动力。经过起步的一段时间后，这个起步时间有长有短，长的可能达到几个月，短的仅仅维持几天、几周，然后我们就有可能会面对兴趣的下滑。兴趣下滑的原因可能是因为最初新鲜感的消失，也可能是面对技能的瓶颈而不能从活动中感受到成就感。这时候就是爱好培养的危险期，很多人就是在这个阶段选择了放弃。但是，如果能突破原地踏步的阶段，让自己全身心地投入活动中，同时通过学习不断提高技能，就会进入到不断提高和深化的健康发展期，最终使兴趣始终维持在一个很高的水平，成为个人生活的有益陪伴。因此，认识到兴趣培养过程一定会经历下滑和瓶颈，有助于我们提前做好心理准备，并以科学的方法来克服瓶颈，让爱好变得越来越有意思。

有人认为自由而散漫的兴趣爱好让人更快乐，但实际上有规划、有方法的培养方式才更有效。

我们可以运用以下方式来培养兴趣：

第一个培养爱好的方法是拜师。也就是让专业的人士来指点，能达到事半功倍的效果。大家都知道，如果我们是因为喜欢而做某件事，就有更大的可能把这件事情做好。另一方面，如果我们擅长做一件事，我们就会更愿意去做它，因为从做这件事上能够获得成就感，这就是兴趣和能力之间的正循环关系。因此，要培养自己的兴趣爱好，首先就要提升自己在兴趣爱好方面的能力。身边有位朋友，以前是自学游泳，但十几年来，水平一直停留在游二十米就累到不行的程度。后来她请了一位教练，教练用十节课的时间，纠正她错误的动作，并教给她正确的姿势和方法。现在，她可以连续轻松地游两百米了，她开始享受游泳运动的乐趣，整个夏天都在游泳。大多数的兴趣爱好都需要一定的技能，因此，在开始培养爱好之初，最好让自己具备一个比较好的能力基础。学会寻找专业人士的帮助，是一个培养爱好的快捷办法。

第二个培养爱好的方法是求友。就是找到有共同爱好的朋友。因为在群体中，个人更能够坚持。比如说你爱好摄影，那么就加入摄影俱乐部这样的团体，能够帮助你迅速找到一帮志趣相投的朋友，从而有机会和朋友一起切磋、交流、共同进步，这样的氛围能够让你更加喜欢参与这类活动。同时，带有竞争性的项目也能够激励大家共同坚持。例如很多运动类的APP都有在朋友圈统计步数的排名功能，因其加入了社交因素，从而能够激励更多的人参与。

第三个培养爱好的方法是拓展。即从爱好中拓展出新的兴趣点和关注点，从而进一步丰富自己的爱好。比如，爱好摄影的朋友，因为打下了构图、色彩和选取素材的基础，进而可能会去尝试绘画。通过这样的拓展，打通各种爱好之间的壁垒，找到共同的规律，会提升我们爱好的层次，也更加丰富我们的生活。

第四个培养爱好的方法是精进。精进的核心就是设立技能目标，然后对照目标去行动，在做中学，边做边学，持续进步。现代心理学中关于学习的理论告诉我们，"做中学"是最有效的学习方法，因为这个方法把学习从一般性的"知道"跨越到技能的层面，从而使学习有了清晰的、可衡量的目标，让学习者有主动探索的目标意识。同时，在做的过程中所获得的反馈，可以帮助学习者持续进步，这种进步反过来又激发起学习者进一步的兴趣，使兴趣爱好的根基越扎越深。作家冯唐曾说过，他在小学时，就对学习中国历史有强烈的兴趣，并发愿要在此生读完四千多万字的《二十四史》。定下这个目标后，他在初中即开始阅读这部巨著。但他的阅读过程和一般人不同，他为自己设定了阅读中的技能任务，那就是每次读到皇帝需要对臣子的建议做批复时，他都会停下来，思考皇帝会做什么样的决定，然后再来对照历史中皇帝所做的决定（这其实是在寻求反馈），从而训练自己理解历史、形成历史观的能力。正是这种把学习和练习紧密结合起来的方法，使得冯唐对历史的学习最终能体现在他写作的风格中，也使得他从孩提时代开始培养的爱好，能够成为让他一生受益且取之不尽的知识源泉。

个人爱好会随着时间推移而变化。无论用什么样的方法培养爱好，都要以尽量高的标准要求自己，尽可能培养出比较高的才能，这就是所谓的"业余爱好不业余"。要让爱好成为特长，体现出你的领导力、才智和坚持，让业余爱好成为你的机会之窗，成就你的事业和生活。

1. 思考题：思考自己对业余时间的利用，如果发现自己的业余时间有意思和有价值的部分不多，则开始考虑培养自己的爱好。

2. 习作题：如果已有兴趣爱好，则按照健康、有益、有趣、丰富的标准进行评估，看是否需要放弃某些爱好、进一步深化现有爱好或增加其他爱好。

3. 训练题：面对一项有兴趣培养的活动，最好的培养时机就是当下。立即行动，在做中学，用精进学习所取得的成就，驱动自己不断深化兴趣。

4. 训练题：在过程中对暂时的兴趣减退做好准备，把爱好坚持下去。

5. 训练题：在兴趣爱好的培养中，寻找专业人士的帮助和反馈，是我们培养爱好的捷径。

CHAPTER 9·

生命的厚度——活出自我

不为多而喜悦，不为少而失落

世界上最悲哀的事情，
莫过于无法得到我们想要的，
以及，得到了。

——佚名

　　人类是万物之灵，有着强大的内在思想，而外界过多的物质和信息往往会干扰我们的心灵，降低物欲有助于让心灵更加通透。在物质异常丰富的今天，究竟应该如何认识物质，如何通过物质和精神的平衡去经历健康的、有意义的生命旅程是本章关心的主题。在本章中，我们将讨论过度沉湎物质享受对生命的危害；探讨如何通过节制非理性的物欲，实现低碳健康生活；如何通过避免群体思维，实现绿色轻松生活。

在生命的长度上，我们应该活在当下；在生命的宽度上，我们应该拓展兴趣，活得精彩；在生命的厚度上，我们应该活出自我。然而，太多人在纷繁的世界中迷失。因为受了太多的环境干扰，以至于不知道自己的人生应该遵循什么，又指向哪里。

万物都由原子构成，生物都由细胞构成，作为人，我们是在哪一点上和一块石头、一棵树、一只猴子产生了区别？只能是思想，尤其是独立的思想和认知。帕斯卡说："人只不过是一根苇草，但他是一棵能思想的苇草。……我们全部的尊严就在于思想。"这个思想不能是人云亦云的，那样的话，显然浪费了我们最珍贵的思想。

我们从众的心态几乎已经病入膏肓，身边这样的例子比比皆是。

我们会告诉孩子："你为什么还在玩？别的小朋友都在写作业！"我们会询问好友："你怎么还不谈朋友？别人这个年龄都结婚了！"有时我们还会向领导解释："嗯，我是看到别人走了，以为活动结束了。"这些统统是以"别人"为参照的行为方式。即使有些事情是应该做的，但原因绝不是别人在这么做，而是按逻辑、按道理我们应该这么做。但凡以"别人"为参照的行为准则，总是极度危险的。于是有了社会上层出不穷的P2P理财爆雷，因为别人赚钱了；也有了腐败窝案，因为身边的人都在贪；也有了制止不了的流言泛滥，因为大家都这么传，想当然是有些道理的吧。

我们在为谁而活？我们浪费了对我们最为重要的思考能力。

国家飞速发展，物质飞速丰富，新事物层出不穷。在速度和丰度都快速变化的今天，被物质绑架成为最常见的社会现象。不仅造成了很多人心态失衡，更造成很多社会乱象，好比之前提到的P2P理财，好比腐败窝案，好比大学生消费透支陷入"套路贷"，这些都是陷入物欲而被物质绑架的典型事件。

物质真的那么重要吗？是真的很重要，还是我们的认知系统被外界扭曲而产生错误？我们得承认，衣食住行是生存基础，物质很重要，我们也能理解灾难时的自私人性。但当物质已经能满足我们大多数生活需要时，还要把当下的精力仅仅放在物质追求上吗？如果物质的投入和快乐的产出已经失衡，我们就要好好反思这个问题了。

◇ 理性认识物质

对一件事情的追求，会随着越来越多的投入，而形成边际递减效应。物质也不例外。我们都有过这样的感受：得到第一份奢侈品的感觉是相当愉快的，并且记忆深刻，而随着得到的越来越多，快乐也会慢慢递减，最终乏味了。我们在追逐的过程中，却浪费了太多生命，甚至付出了道德代价，终究有一天会为此而后悔。

让我们生活负荷不断加重的，是我们对物质的过度渴望和依恋，但过度的渴望显然是非理性的。而对是否"过度"的判断，个人往往容易陷入主观。

从前有一只小蜗牛，他对爸爸说："等我长大了，我要拥有世界上最大的房子。""有些东西还是小一点的好。"爸爸说，"要让你的房子保持轻巧，才容易驮着走。"可是小蜗牛不爱听。他想尽各种办法让自己的房子变大，然后他真的做到了，他拥有了世界上最大而且最美丽的房子。所有看到这个蜗牛和他的房子的人，都会发出由衷的赞叹。小蜗牛很自豪，也很快乐。可是有一天，当蜗牛们吃光了一棵卷心菜上所有的叶子后，准备搬到另一棵卷心菜时，小蜗牛才发现，他根本没法挪动，因为他的房子实在太重了。可怜的小蜗牛只好留了下来。没有东西可吃，小蜗牛变得越来越弱，越来越小，最后房子只剩下空壳，而这个空壳子也一点一点地碎了、垮了。直到最后，什么也没有剩下。这个故事叫做"世界上最大的房子"，是一名叫做李欧·李奥尼的美国作家撰写的绘本。

人生是一场负重前行。在前行中，我们就像蜗牛一样总要背负一些东西，但是，究竟背负多少却是一个选择。只有让我们的"房子"保持轻巧，我们才能高高兴兴、轻轻松松地去看世界，享受生命的旅程。这是我们需要修炼的本领。而让我们生活负荷不断增大的，是我们对物质越来越大的渴望和依恋，就像小蜗牛对大房子的渴望和依恋一样。物质需求曾经是人类最大的安全感来源。我们的祖先曾经生活在衣不遮体、食不果腹的物质极度匮乏的世界里，在人类进化和发展的过程中，最迫切需要解决的问题是如何从自然界获取更多的资源来满足生存的需要。因此，对物质需求的满足，存在于我们人类的基因中；如果物质需求得不到满足，人就感到不安全，更没有快乐可言。

今天，在世界上的很多地方，基本的温饱问题已得到解决。大部分生活在城市中的人所过的生活，比一个世纪前最富有的人所过的生活都还要更好。但这并没有使我们对物质的渴望有任何的减弱，相反还更加强烈。经历过物质匮乏年代的人，很容易回想小时候曾经期盼过的一样东西，在拥有后所带给他们的快乐，那种快乐的感觉会一直延续在记忆中。但今天生活在富裕年代的小朋友，一个愿望满足带来的快乐可能只能持续短短几分钟。物质需求的满足带给我们的快乐和幸福感变得越来越稍纵即逝，其结果并不是让我们停止从物质中寻找快乐，而是让我们更快地把目光转向下一个物质需求。在变得越来越没有耐心的同时，我们对物质的需求变得更多，就像一个被毒品刺激得麻木的人，只能陷入不断加大剂量获取刺激的恶性循环中。

一边是我们对物质越来越高的期待，一边是人类对物质需求满足能力（即商业）的快速发展——资讯越来越丰富、手段越来越多、过程越来越方便、速度越来越迅捷。过去，商家只是思考如何满足人的普遍性需求，今天，商家不仅能满足人们普遍的、想得到的需求，而且还能发现并预测大多数人还没有意识到的潜在的、个性化的需求，并且有能力去引导它。这已经成为商业成功所追求的标准。过去，如果想要购买一件商品，我们通常不知道这件商品在哪里可以买到；即使知道，也需要抽出专门的时间跑到卖家那里去购买它。今天，我们已被无孔不入的商业所包围，消费者随时可以获取需要的信息，在任何有互联网的地方，只需要短短几分钟，动动指尖就可以在移动通信设备上完成购买过程。因此，现代社会还在不断放大我们的物质需求，并大大提升被满足的可能性。

我们必须承认，作为一个生活在现代社会的人，物质需要比精神需要更容易得到满足。在商业和经济不发达的年代，没有丰富的物质可以享受，没有电影电视等视听娱乐方式可供消费，没有便捷的交通可以去到外面的世界，所以古人只能从书籍中、从内心寻找精神乐趣。而今天，物质世界各种新奇好玩的事物让我们目不暇接，可以毫不费力地牵走我们的注意力。我们对物质的所有需要，外部世界几乎已经为我们准备妥当，让我们伸手可及，唯一的障碍，可能就只有金钱了。另一方面，大多数精神的满足往往都需要一个认知和学习的门槛。例如要享受音乐带来的快乐，我们必须对音乐有起码的认知和练习，而这个过程有时候要经历很长的时间。比如要掌握一门乐器演奏可能需要很多年的长期练习，我们才能真正走进音乐的殿堂去享受它所带来的快乐。简单地说，物质的需求，可以通过购买就能获得即刻性的满足；而精神的需求，则需要先付出，才能最终获得，是一种延迟的满足。因此我们不难理解和发现，在物质和精神需求的"竞赛"中，哪一方更可能输掉了。精神需要一旦退出舞台，它本来应有的位置就会被物质需要全盘接管。对金钱的追求和对物质的消费，在今天已被视为成功的标准，成为现代人追求生活意义的一部分，金钱甚至被认为可以对抗我们在生活中遇到的所有压力。

但是，物质满足带给我们的享受和便利，并不是应得的免费午餐。在历史的长河中，不可否认，对物质的渴望和追求是人类社会的进步来源之一，也是驱动社会和技术进步的动力。但在不断加速发展的过程中，对自然不加节制的索取，已让人类处于资源日趋匮乏、生存环境日益恶化的境地。这已经是人类亟需面对的问题。从个体来说，对物质的不断渴求和依恋，使我们被物质欲望所控制，变成物质的奴隶。我们无暇去欣赏身边的美景，无法反思关照自己的内心，也无法舍弃辛苦堆砌的物质世界，从而失去了冒险和选择的机会。就像故事中的小蜗牛，只能困顿在自己的蜗壳中，失去看外面世界的机会。而物质世界本身又很脆弱，一旦失去依附的条件，就只能面临个人世界的崩塌。

另外，物质享受与精神追求不同，它更容易让我们感到厌倦。而精神追求的深度几乎是没有限度的，人们可以通过持续的精神探索，体会到更深层次的快乐。但物质享受只会停留在一个层面，随着不断的、简单的重复，它带给人的边际效益也会下降。我们只需想一想，反复享用同一种美食是什么感觉，就不难做出这个推论。

无休止追求物欲的满足，也会让我们背负更大的压力。因为所有的物质都需要金钱作为交换的条件，而金钱又需要我们用时间和付出去换取。用"购买"来减压，我们获得的只是短暂的轻松。特别是那些我们实际并不需要的物质，只因为价格便宜或仅以占有为目的的购买，可能快乐只产生于付款的那一刻，而此后要面对的却是更持久的压力。它可能是"月光族"式的经济压力，也可能是因家中堆积无用的东西，需要付出很多精力去收纳整理的压力。最终，越来越多的物品，即使费力收纳也无济于事，结果是，生活在凌乱无序、缺乏美感的空间中，过着更加压抑和更有压力的生活。

那么该如何减负呢？我们要学会做生活的减法。

◇ 乔布斯和他的极简哲学

删繁就简才能去芜存菁，简单的才是本质的，才能直指核心。生活本没有那么复杂，只是我们过得复杂了。

"专注和简单一直是我的秘诀之一。简单可能比复杂更难做到：你必须努力理清思路，从而使其变得简单。但最终这是值得的，因为一旦你做到了，便可以创造奇迹。"乔布斯这样说，并用一生践行，而且，在多个领域颠覆性地改变了商业生态。

作为近几十年圈粉最多的偶像级人物之一，乔布斯是极其成功的，甚至很难只用成功来描述他的一生，而乔布斯因为身份的多元化，在不同人的崇拜中又具有不同的化身。

我们看一下乔布斯的四个典型标签。作为工程师，乔布斯是追求产品极致的，让科技企业的工程师文化渐成主流，有了更多的合法性，典型如大疆创新；作为企业领袖，乔布斯是革命的，毫不留情地把资源倾注在下一个前瞻产品上，影响了腾讯和纳德拉时代的微软；作为艺术家，乔布斯是追求设计美学的，让产品具备了艺术品位，让简洁的美成为电子产品的风尚，这一点影响了小米；作为哲学践行者，乔布斯是禅宗，万法归一，大道至简。

我们梳理一下，其实这四个身份标签是逐级递进的。禅宗思想推导出了艺术品位，再演变出商业思维，最终凝聚为一款产品（如imac、ipod、iphone、ipad等），改变了世界。而推导的结果是，在四个层面，唯一贯穿的哲学思想是"极简"。这是最简洁而有力的思想。最根本的哲学思想是极简的，艺术品位是简洁的，企业经营是聚焦的，打造的产品是简单而美的。

乔布斯可以把一切枝叶砍掉，洞察到最核心的元素。电脑是可以不要连接线的，手机是可以不要实体键盘的，音乐播放器是可以不要屏幕的……这些极致而其实浅显的道理，现在看起来清晰合理，可是在定式思维误导我们的年代里一直不被认可，直到他做到了。聚焦之后，他才可以把全部资源和精力放在一个最重要的"点"上，打动人，征服人。

也许在当年的某一天，乔布斯曾做过一个思考："我追求的是什么？是改变世界？是完美的产品？还是简单的思想？"如果拥有一个完美的产品，那么一定能改变世界，其实可以减掉"改变世界"这个想法。如果用简单的思想，可以打造出一个直指内心的完美产品，"完美产品"这个想法也可以减掉。于是，只剩下了两个字——简单。这就是乔布斯的减法原则。我们相信这一幕思考是真实发生过的。

在思想上做减法，在艺术上、商业上、产品上做减法，那么才可以在生态上做成加法。由一个极简思想萌芽，一个极简产品引导，发展出枝繁叶茂的生态系统，继而改变人类。

◇ 我的生活我做主

最坏的人，照样有人喜欢。最好的人，也有人说坏话。好坏是相对而言的，讨厌你，优点也是缺点；爱你，缺点却是优点。让我们用从容的心态保持自我。每个人有每个人的活法，谁都没有权力去指手画脚。欣赏优秀的人，看见落魄的人也不轻视。不去讨好世界，也不去评论是非。或许，我们有很多优点，只是没人发掘而已。

生命的意义在于什么？在于寻找快乐，在于发现属于我们每个人的与生俱来的天赋，并用200%的努力来发挥并创造价值，创造美。这其实是我们每个人都能做到的。

生活本是简单的，真正的快乐通常也是简单的，工业化、信息化造成了物质丰裕、信息繁杂。于是我们被干扰，被引导，陷入了效仿他人的循环中，周而复始，反复放大，让我们忘了本身所求。当砍去枝叶做减法之后，我们会发现我们真正所需要的。

低碳生活

世界500强企业ABB公司有一个理念叫做"节省下来的能源才是最绿色的能源"。同样，低碳生活方式，核心是重新审视自己和金钱物质的关系。就像电力系统通过削峰减少负荷一样，我们可以通过降低对金钱和物质的不合理欲求，减少消耗，过简单生活。

首先，在价值观上，不要把对金钱和物质的追求当成生活的目的。否则，对金钱和物质的需要就是无止境的，它的峰值就会一再被推高。健康的金钱观应该是：金钱和物质是服务于我们的手段，而非我们生命的目的；我们通过金钱和物质满足自己的基本需要，从而过上美好的生活，体验美好的世界。

第二，关注那些能真正提高自己生命质量的物质需要，也就是让我们能够快乐生活的物质需求。在满足了温饱这些最基本的需求之后，和快乐生活有关的需要可能是健康、对世界的体验、对美好和有意义生活的追求等。我们应该把物质和金钱更多地投入这些领域，而与那些只能带来短暂的感官享受的物质需要，保持适当的距离。

比如就食物而言，我们都同意食物是人类赖以生存的基本需求，其本身也代表美好生活的一部分。但我们也应该意识到，不少食物，比如山珍海味，它们之所以昂贵是因为稀缺，并不一定就是美味或有营养的；有些又昂贵又美味的食物，食用过量对健康还有害无利；而把某些动物（如鱼翅）当作食物来享用，违背我们现代文明人爱护自然、保护动物的价值观；还有些食物准备过程太耗时耗力了，比如《红楼梦》中描写的一道美味的菜叫茄鲞，它的制作过程是这样的："才下来的茄子，把皮刮了，只要净肉，切成碎丁儿，用鸡油炸了，再用鸡肉脯子合香菌、新笋、蘑菇、五香豆腐干子、各色干果子，都切成丁儿，拿鸡汤煨干了，拿香油一收，外加糟油一拌，盛在磁罐子里封严了。要吃的时候，拿出来用炒的鸡瓜子一拌就是了。"光是看描述，也能想象这道菜的美味，但是为一道菜耗费如此多的人力和食材，并不符合现代人的低碳生活观。因此，需要节制以上种种对食物的过分追求。

　　很多可以提升我们生命体验和生命质量的东西，并不一定和金钱的需要成正比；相反有时物质所提供的便利条件，反而会影响我们的生命体验。那些一边游历一边写下自己对世界感受的背包客，很可能比那些乘坐豪华邮轮，每天在海上晒太阳的富翁经历更丰富的人生。这就是为什么我们需要克制过多的物质需求的缘故。不要太依赖物质的、便利的事物，而是多使用我们的身体、感官，去经历、去体验，我们会得到更丰厚的生活的馈赠。此外，我们还应该了解，我们对生命的体验需要两个条件，一个是外在的物质条件，另一个是我们自身的感受力。我们往往过于强调物质条件，而忽略了其实起决定作用的因素是我们自身的感受能力。一个人要想从音乐中感受到艺术的滋养和生命的意义，他最需要的不是昂贵的音响设备，而是一双能发现美的耳朵。从这个意义上讲，我们应该把时间和金钱投入到学习和提升自己的感受和体验的能力上，因为它才是能够给我们带来持久且快乐回报的源泉。

　　马克·舍恩和克里斯汀·洛贝格在《你的生存本能正在杀死你》一书中谈到，虽然我们所生活着的世界物质条件越来越好，但我们却经常觉得身心俱疲，焦虑不安，甚至几近崩溃，而这些都是过于敏感的生存本能导致的。因此，如果说对安全感和物质的渴望是我们的生存本能的话，对它们进行适当的管理，不放任它们控制我们的情绪和行为模式就是理性人所必需的。

第三，审视自己和物质的关系，从关注物品（是否买得划算，丢掉是否可惜）转化为关注自我（我是否需要它）。现代社会由于商业发达，使得我们很容易在冲动之下购买原本不需要的物品，因此，我们有必要对"浪费"这个概念进行重新梳理。浪费有以下三层场景：

场景一，浪费是购买或取得不需要或超过需要量的东西。买一本从不会去看的书，或外出用餐点吃不完的饭菜都属于浪费。但理解这个概念时，我们需要注意的是，我们经常混淆"我觉得自己需要"和"我真的需要（真的会去使用它）"的区别，我们对浪费的定义指的是前者，而不是后者。大多数人在购买某件物品时，都会"觉得"自己是需要的。但准确地说，他们只是觉得自己"应该需要"和"未来可能会需要"。因此，在获取一件物品时，一定要考虑清楚，我是真的需要（使用）它吗？打算使用多久？如果购买可能不会用到的物品，其实就是浪费。我们只购买我们需要的物品，当真正需要时，也不必为价格而纠结。请用这么一句话来指导我们的购买行为："仅因价格而动心时，不买！仅因价格而犹豫时，买！"

场景二，浪费指的是放弃"有用"的东西。同样需要注意的是，这里所说的"有用"不是从物品的功能角度去理解，而是从"满足自己需要"的角度去理解。比如说，家里有一部固定电话，它是完好的，我也用得上它（有用），但是我把它扔掉了，这就是浪费；还有一种情况是，虽然它具备通讯功能，是完好的，但是我却从来不用它（无用），那么放弃它就不属于浪费。

场景三，浪费指的是没有让一件物品发挥它应有的价值。比如，我们拥有一件物品，却舍不得使用它，这其实也是一种浪费。有些人，特别是经历过贫困年代的人，非常节约，也很珍惜物品，因为觉得一切来之不易。本来这些都是值得尊敬的好品格，但如果走向一个极端——对物品爱惜到"舍不得用"的地步，那么结果常常是物品直到被"放坏"都没有发挥过作用。有这种生活习惯的人，一定要树立一个新观念：不用就是浪费。

在处理我们和物质的关系上，由山下英子倡导的"断舍离"生活方式和我们推荐的低碳生活观念也是契合的。在"断舍离"的生活方式中，"断"指的是"断绝不需要的东西"，不让不需要的东西进入我们的生活和居住环境；"舍"指的是对家里的物品进行清理，"舍弃多余的废物"，去除"不需要、不适合、不舒服"的东西；"离"指的是"脱离对物品的执着"，将我们从对物品的执念中解脱出来，过简单纯粹的生活，享受自由舒适的人生。

《人民日报》也多次撰文推崇极简主义生活方式。所谓极简生活方式，就是欲望极简、精神极简、物质极简、信息极简、表达极简和生活极简。它和我们所倡导的削峰低碳生活的本质也是一致的，就是通过了解自己的真正需求，用有限的时间和精力，专注于最重要的事物上，从而获得最大的幸福和精神自由。

在今天的社会，提倡低碳和极简生活方式还有着很强的现实意义。比如，有些人为了给子孙后代积攒财富，掠取过多的社会资源并占为己有。但我们应该牢记"子孙自有子孙福"，把握好财富自身的平衡，杜绝贪污受贿，及时回馈社会，这才是对社会最大的贡献。还有些人"前半辈子用命赚钱，后半辈子用钱买命"。对整个社会来讲，这也是极大的浪费和占用有限的社会资源。提倡低碳生活方式，亦要深入理解从容工作的社会意义和人生价值，重视健康，按前文所述做好"身心健康三件事"，才是为人类社会做贡献。

绿色生活

高负荷是妨碍我们快乐生活的重大因素。高负荷有两个来源，一个是我们前面谈到的对金钱和物质的过分追求；另一个是我们的需求和其他人的需求发生了叠加。前面我们谈论了如何通过削峰来减少我们对金钱和物质的需求，现在我们讨论一下如何通过错峰来减少和他人需求的叠加，从而达到减负的目的。

　为什么会发生和他人需求叠加的情况呢？我们来分析一下以下三类负荷叠加形成峰值的情景，并探讨如何应对。

　第一种需要错峰的情况，是由于缺乏计划、被动响应造成的出行峰值。每年的五一、国庆、春节等假期，几乎所有的旅游景点都会迎来游客高峰。本来旅行的目的是去欣赏自然的山海美景，结果却变成观看"人山人海"。其实，假日的出行高峰，是每个人都可以预见的，但还是有很多人明知会陷入这种困境，仍然选择在节假日出行。同样，在日常通勤中，我们也会面对出行高峰带来的困扰。造成出行峰值的原因是大家被动接受已有的安排，比如节假日是国家的统一安排，所以很多人就只能在节假日才会考虑出行，而没有主动规划错开节假日出行的可能性。事实上，主动规划的空间还是存在的。比如可以考虑是否能在节假日工作，来换取其他休假时间；或者把自己的年休假安排在非节日时段等等。同样，每天上班时间虽然都是九点，但是否可以选择晚上早些休息，早上早些起床，选择在交通高峰到来之前出行，然后利用上班前的时间，实施自己的学习提升计划。总之，对出行的峰值，可以通过主动安排、绿色出行来实现错峰。

　《羊城晚报》有篇文章叫做《宅男宅女都是"节能

标兵"》，说的是现在很多人选择在家办公，从而节省了路上的时间，同时也节约能源消耗。我们并不是要支持大家"宅"，而是要鼓励企业帮助员工错峰，这也是为构建绿色社会做贡献。比如给员工提供弹性工作时间，给予员工在家工作的选择，允许员工选择自己的休假时间等等。通过这些安排，一方面可以使员工更加方便灵活地自主支配时间；另一方面，企业也能从中获益。企业可以在不增加成本的情况下，满足了员工的需要，起到了激励挽留员工的效果；更重要的是，员工得到企业的信任会更有责任心，也更有可能创造优良的绩效。因此，从西方到东方，这些措施已经被更多的企业所采用，其所发挥的正面价值也得到更多企业的验证。

第二种需要错峰的情况，是由从众心理造成的个人选择趋同的峰值。这种峰值遍布在我们生活的各种领域。比如在大学专业选择上，大家都习惯盯住所谓的热门专业，其实眼下的热门，并不等于未来的热门。就拿计算机专业来说，在1980年代曾经被当作很热门的专业，但到1990年代后期，很多人判断信息技术和计算机热的时代即将过去，理由是计算机不过是一种工具，随着掌握的人越来越多，对这个专业的需求就会减弱。但是，直到今天，整个社会对信息技术的需求仍然非常旺盛。所以有时候所谓的趋势把握，无非是群体在当下的共同判断，其准确性很难保证。而根据是否热门来进行专业选择，其实就是参照大多人的选择来进行自己的选择，而大多数人的选择标准常常是比较功利的，比如某个专业被认为热门，原因是大家认为这个专业比较好找工作、赚钱多等。但是，这样的选择经常伴随着一个后果，那就是每个人按照最大化个人利益做出的选择，结果却可能是面对不利的后果。我们仍然来看专业选择的例子，如果某个专业好找工作，大家都选择读这个专业，就会造成供大于需，结果大家都不好找工作。因此，在做个人选择时，应该避免受盲目从众的影响，更多考虑个人的因素，比如自己是否喜欢、是否擅长，即使你的选择没有跟上所谓的趋势，但因为喜欢，至少可以享受过程，而且更有可能获得成就。

人们喜欢从众"随大流"的另一个原因，是因为人们害怕独自面对风险，与多数人保持一致则会带来较小的心理负担。例如在孩子的教育问题上，很多家长都不喜欢应试教育方式，也认为让孩子用刷题的方式提升学习成绩的做法并不可取，但还是有很大一部分家长选择让孩子继续接受这种教育方式。其中原因是，这些家长担心走独特的道路可能会付出代价，而选择和大多数人一样，即使错了，也觉得毕竟不是自己一个人在面对，因此就更容易接受。其实这和认为"如果大家都穷，我穷就能接受"的思维一样，都是非理性的。实际上，最终还是由自己去承担结果，而且并不会因为别人也面临承担同样的结果就减轻了对自己的伤害，那最多只是一个阿Q式的安慰。因此，理性的选择，应该是根据自己的情况对事物进行独立的判断，进行利益成本和风险分析，而不是随大流，尤其要避免那些不加分析和检验就下判断的从众心理。保持独立的思维，走自己的道路，才能体会更丰富的人生。

第三种需要错峰的情况，是攀比心理造成的峰值。攀比心理受竞争心理的驱动，用"别人有的，我都要有""我比别人有的还要多、还要好"来定义自己的需求，或是追求"最好"，试图设定超过自己能力的物质目标。

攀比心理的表现首先是"爱面子"，把自己的快乐感和成就感建立在和他人的比较上。具有这种心理的人，容易受面子的主宰，整天活在别人的眼里和嘴里，变成"为别人而活"。在《面子问题》这个剧作中，老舍创作了一位叫佟景铭的秘书。他不务正业，对工作敷衍了事，唯一维护和看重的就是他的"面子"。当他最终丢尽面子被免职以后，他所考虑的是向医生讨要一个"体面"的自杀方法，保住他的"面子"。剧中其他人物的"面子问题"也各不相同。老舍对这些人物的讽刺，不仅是对抗战时期国民党官僚机构的腐败作风的鞭挞，也是对国民劣根性的批判。

我们从小受到的教育一直在强化攀比心理，在孩子的世界里，"如果我是第一名的话，考五十分也是光荣的"；在成人的世界，"住在豪宅里，开一辆本田车都不好意思跟人打招呼"成为一些人的生活观念。盲目追求奢侈品通常也是攀比心理的一种表现。有经济能力的人试图用奢侈品传递"我很成功，能用上最贵的东西"的信号，用外在的品牌来证明自己的价值。不具备经济能力的人，会用上半年的工资去买一个手提袋，即使要为此吃上几个月的方便面，也要满足虚荣的心理。有些人舍得买几万元的衣服，但家里用的空调冰箱破旧不堪，为了对"面子"的追求牺牲"里子"，甚至到降低生活质量的地步。

攀比心理的另一种表现，是"好强心"。有些人攀比虽然不是为了面子，但是要追求所谓的"最好"，以至于超出自己的能力。在对孩子的教育问题上，这种表现最为明显。某些父母为了给孩子所谓最好的教育，牺牲自己的一切需要，比如为了买一套昂贵的学区房，家庭背上沉重的经济负担。在这种牺牲的背后，是对孩子建立过高的期望，让孩子生活在压力之中。这些父母口中最爱说的话就是"爸爸妈妈含辛茹苦地抚养你，尽全力为你创造好的条件，你一定要好好学习，才对得起我们啊！"这种"好强心"使得华人在全世界有一个声誉——是最爱孩子、最舍得为孩子付出的民族。但有一次在美国乘坐优步，司机是巴基斯坦的移民，他聊起美国父母的爱，他说原来他也认为很多白人父母不如亚裔父母爱孩子，但通过他的观察和思考，他认为情况可能不是这样。美国父母给孩子传递的信息是："你的到来，不是家庭的负担，而是我们得到的礼物。从你这里，我们获得很多爱和快乐，你也在帮助我们成长。我们生活在这个家庭中，彼此关爱、彼此支持、彼此付出，所以我们为你所做的一切都是最自然的。"因此，他们不是不爱孩子，而是不会以爱的名义，绑架孩子，索取回报（无论是物质的还是精神的）。父母不会为了孩子去牺牲自己的人生，他们给予孩子的是一种伴随着自由的爱，孩子在父母的爱面前，没有负担，没有亏欠，他们在今后做生活的选择时，能够按照自己的意志去主宰自己的生活。努力想给孩子最好条件的中国父母们，是否也应该对此进行反思呢？

在生活的各个领域，只有抛弃攀比心理，才能让我们自己的生活以及和他人的关系变得更加健康和快乐。如果用绿色来形容健康的、可持续的生活，那么错峰所要追求的就是一种绿色生活，而要想达到这样的生活状态，需要我们建设"绿色心理"。

在色彩心理学中，绿色是很特别的颜色，它既不是冷色，也不是暖色，属于居中的颜色。英国埃塞克斯大学的研究者发现，人们在绿色环境中疲劳感最低，情绪也能保持积极愉悦；而在红色环境中，人们更容易情绪不稳。因此绿色带来健康、平静、舒适之感，象征自由和平，代表清新希望，并给人安全感与和谐感。有心理学家推测，绿色带给人的这一心理感受可能是在人类进化的过程中形成的，因为对于原始人类来说，绿色的环境意味着充足的食物和水源，对绿色的积极感觉在进化过程中融入大脑，并保存至今。

建设绿色心理，就是有意识地去强化绿色带给我们的健康、积极、从容、安全、和谐的心理感受。而强化的方式，就是了解自己的真实需求，不受群体思维和外在潮流的影响，不盲从、不跟风、不攀比，通过减少生活中无益的事情，把时间精力留给更有益的事情，从而获得精神上的自由。 可以说只有我们的心灵绿色了，我们的生活才能绿色。

行动
清单

1. 思考题：思考自己近期的三个苛求，并试图做减法，
   看是否能减少为一项最重要的。看看最终我需要的是
   什么。

2. 训练题：选择"断舍离"的生活方式，断绝舍弃不需要
   的物品，过简单轻松的生活，脱离对物质的执念。

3. 训练题：关注生活细节，杜绝浪费，选择低碳生活。如
   纸张双面打印、复印，减少粮食浪费，减少购买过度包
   装的商品，减少使用一次性塑料袋，减少低层使用电
   梯，空调调高一度，用完电器拔插头，每月少开一天
   车，错峰出行，多乘公车出行等。

4. 训练题：警惕群体思维，抛弃攀比心理，倾听内心的声音。不要随大流、为了面子等虚假的东西而活，要为自己而活。

5. 训练题：建设绿色心理。追求终身的健康、自由的心灵，追求亲情和友情、爱的能力以及帮助社会和他人的能力。

CHAPTER 10

襟度人生　快乐心态
幸福是人生的最高目的

觉得自己不快活的人是不会快活的。

——塞涅卡

在本章，我们对快乐生活做一个总结。我们清楚，在生命的三个维度上应该活在当下，活得精彩，活出自我。而我们又要具体以什么为指导，做到这三个层面？快乐生活和从容工作又有什么关联？

我们听到过太多"你应该"，而时常会迷惑于"怎么做"。在前文里，我们描述了一些放之四海而皆准的观念：活在当下、活得精彩、活出自我，也阐述了一些倡导的生活准则。而大多数人，往往知道"我应该怎么做"，却仍然很难做到。这是一个心态问题，不沉淀出一个良好的心态，往往是"知道做不到"。而保持一个良好心态，达成了初步效果，会进一步促进心态，形成良性循环。

◇ 顺境逆境看襟度

汉光武大帝刘秀，是历史上少有的心态从容之帝。秦皇汉武、唐宗宋祖的演义故事尤其多，而三国诸葛亮的故事更是家喻户晓，正是因为这些历史事件跌宕起伏、凶险万分，尤其适合写成戏曲或者演义小说。而刘秀的统一大业相对传说较少，其实并非业绩不够丰伟，而是一切都太顺利了。刘秀压根不会让自己处于空城的危机之中，自然无须去唱那出最具戏剧性的空城计。

被我们反复歌颂的汉武大帝对匈奴之龙城大捷，汉武帝亲自部署战略计划，分派四路兵马出击。公孙贺一无所得；公孙敖损失七千骑兵；李广兵败被俘；唯独卫青斩首七百余人，取得胜利，号称直捣龙城。

唐初太宗威望正隆，面对突厥兵临长安，仍然被迫于渭水河边签下"便桥之盟"，承诺年年给突厥财物，才取得多年平安，最终平定突厥。

而汉武帝刘秀的统一大业显然顺利很多，但其实遭遇的危机也并不少。年少起兵，因战功遭妒被贬，兄长被杀。在这种境遇下，如果没有超凡的大局观和超脱的胸怀，很难东山再起。几个月后，刘秀便抓住一个出使河北的机会，凭借自己的威望召来几十个旧部相助，而仅仅数年，就重新打开局面，统一全国。这是何等的功业和心态？故而毛泽东评价他为"最有学问、最会打仗、最会用人的皇帝"，他"在家读书，安分守己，一旦造反，倒海翻江。轰轰烈烈，白手起家，创建了一个新的王朝"。其实，刘秀只是一个具备强大心态的皇帝。在这种心态的支撑下，刘秀也是少有的事业爱情双丰收之人，他与阴丽华的爱情故事久为传唱。故而南怀瑾也做如此评价："在中国两千年左右的历史上，比较值得称道，能够做到齐家治国的榜样，大概算来，只有东汉中兴之主的光武帝刘秀一人。"

顺境下，从几十人相助到克定天下，仅仅用了十二年，光武帝并不居功自傲，果断拒绝下属发兵匈奴，建"万世刻石之功"的建议，而下诏说："今国无善政，灾变不息，人不自保，而复欲远事边外乎！不如息民。"从而让国家休养生息。国力日盛之后，几十年内便彻底击溃匈奴。

逆境下，立下"昆阳大战"这样的奇功，却被贬谪，兄长被杀，光武帝依然冷静面对。当年便脱离困境，东山再起。

　　很巧，古希腊政治家、哲学家塞涅卡与光武帝同岁，在光武帝凭借强大心念统一东方古老帝国的同时，塞涅卡在《论幸福生活》中写道："觉得自己不快活的人是不会快活的。"因此，我们要清楚心态在生活以及事业上的重要性。

　　塞涅卡对幸福生活的阐述也大多印证了我们前文的观点："幸福的生活是顺应自身本性的生活，使它出现除此以外别无他法：心灵首先要健康且永葆康泰，进而要勇健有力，然后要完美地忍耐，顺应时势，关注肉体以及与肉体相关的事物却不过分焦虑，最后要留意另一些为生活提供方便的事物，但不对其中任何东西过分着迷，利用命运的礼物而不做它的奴仆。"

　　多彩爱好、坚持自我，是我们幸福生活的表征，保持乐观而淡定的心态，是我们幸福生活的前提。

◇ 幸福是人生的最高目的

　　幸福是人生各阶段快乐之总和，是一种更深刻的内心体验，通常也比单纯的快乐感具备更丰富的内涵。

　　在人类思想史上，很多哲学家对什么是幸福都提出过自己独树一帜的见解。在西方，除了宗教幸福观以外，基本上可以分为理性主义幸福观和感性主义幸福观两大派别。理性主义幸福观强调理性的作用，贬低感性的作用，主张抑制欲望，追求道德的完善和精神上的幸福；感性主义幸福观则强调人的自然欲望的重要性，贬低理性的作用，主张在感官、感觉的快乐体验中享受生活。而马斯洛在两大派别之间寻求第三条道路，建立了马斯洛需求层次理论，并且在全球颇有影响。其实，理性主义幸福观和感性主义幸福观并不冲突，在不同侧面指导我们的生活。在理性层面，我们应该追求精神完善，过削峰错行的低碳生活；在感性层面，不妨让我们的爱好更为多彩，顺应自己的内心呼声，让适当的物质成为我们发展爱好的基础。例如，如果你爱好拉小提琴，去买一把音色通透的小提琴，这是必要的。

无论如何，我们都不应该沉沦于物欲，不应该人云亦云地随波逐流，更不应该让心态活在过去或者虚幻的未来。

幸福的解读——亚里士多德的理性主义幸福观

亚里士多德（公元前384年—公元前322年）是人类最伟大的哲学家、科学家之一，同时也是理性主义幸福观的代表人物。他的著作对后来人类社会科学和自然科学的发展产生了极其深远的影响。亚里士多德关于幸福的学说在《尼各马可伦理学》一书中有专门的论述：

一、幸福是终极目的

每种技艺、每种学科或者每个经过思考的行为和志趣，都以善为其目的。由于行为、技艺、学科种类繁多，因此，目的也是多种多样的。有些目的是主导性的，有些目的是从属性的。在行为的领域，不是所有的目的都是为了其他目的而存在，否则，辗转相因，以至无穷，人的欲望最终会转入空无。只有那种因自身而被选择，而绝不为他物的目的，才是绝对最后的。只有幸福才有资格称作绝对最后的，我们永远只是为了它本身而选择它，而绝不是为了其他别的什么。在亚里士多德看来，幸福的目的就是至善，而至善就是幸福。这一点和我们的儒家学说相互印证：善是人性的一部分，善也是一种为人处世的方式。

二、幸福是心灵合于德行的现实活动

亚里士多德认为，要搞清幸福的真正性质是什么，必须首先回答人的功能是什么。世界上的万事万物都有功能，人肯定也有其特殊的功能。生命不能算作人的特殊功能，因为一切生物都有此功能；有感觉的生命也不能算作人的特殊功能，因为一切动物都有此功能。人的行为应根据理性原理而生活。理性原理有两种：一是被动地服从理性指示的原理；二是主动地具有和行使理性能力的原理。

理性生活亦有被动和主动两种意义。人的功能，如果就是心灵遵循着或包含着一种理性原理的主动作用，那么，人类的善，就应该是心灵合于德行的活动。假如德行不止一种，那么，人类的善就应该是合于最好的和最完全的德行的活动。因为至善就是幸福，所以，幸福就是心灵合于完全德行的现实活动。

三、要获得幸福，须奉行中庸之道

在亚里士多德看来，德行就是用以调适情感和行为的。情感和行为都存在着过度与不及的可能，只有德行才能使情感和行为保持适中。过度与不及是恶的特点，而适中则是德行的特点。在鲁莽与懦弱之间选择勇敢，在奢侈与吝啬之间选择慷慨，在无耻与怕羞之间选择谦恭，在傲慢与自卑之间选择自尊，只有避免过度与不及两个极端，贯彻中庸之道，才能获得幸福。中庸之道在中西方哲学思想上都受到推崇，我们前文提到的"一分为三"的指导方式，也正是中庸之道的应用，不仅在工作上指导我们合理分配，同时也在生活上指导我们平衡情感。后文我们还会提及，中庸之道可以指导我们平衡工作与生活的权重。

四、幸福是实践的果实

亚里士多德认为，一个人光有德行还不够，还必须要把德行付诸现实活动。我们在正确的理念引导下，贯彻我们的多彩爱好和低碳生活，更能将生活行为与幸福理念有机结合，进而促进自己乐观向上的心态。

亚里士多德的幸福观点既有崇高的道德性，又有很强的现实指导性，有利于引导人们通过学习和训练增强智慧，提高理性思辨水平，通过理论思维和哲学思考去追求真理，在理智的主宰下，使生命获得最大的幸福；也有利于引导人们注重养成良好的行为习惯，按中庸原则行事，做明智的、适当的选择，避免走极端，在和谐中保障幸福，享受幸福；还有利于引导人们破除宿命论观念，积极进取，勇于实践，在实践中主动地寻找幸福，体验幸福。按照亚里士多德的教导为人处世，肯定会在人生道路上多一些正确、少一些错误，多一些和谐、少一些纷争，最终也会多一些幸福、少一些痛苦。

幸福的解读——伊壁鸠鲁的感性主义幸福观

伊壁鸠鲁（公元前341年—公元前270年），古希腊伟大的唯物主义哲学家，同时是感性主义幸福观的代表人物。他曾经在雅典创办学园，传播德谟克利特的唯物主义思想，与柏拉图学派进行针锋相对的思想斗争。伊壁鸠鲁在《致美诺寇的信》中，深入地阐述了他的幸福观，概括起来有以下几点：

一、肉体的健康和灵魂的平静乃是幸福生活的目的

他主张人应该按照是否有利于肉体的健康和灵魂的平

静，自由地去寻求和享受人间的快乐，因为趋乐避苦是人的本性。幸福生活是我们的天生最高的善，我们的一切取舍都从快乐出发，我们的最高目的乃是得到快乐，而以感触为标准来判断一切的善。

二、快乐是指身体的无痛苦和灵魂的无纷扰

伊壁鸠鲁说，当我们说快乐是终极目的时，我们并不是指放荡者的快乐或肉体享乐的快乐，而是指身体的无痛苦和灵魂的无纷扰。不断地饮酒取乐，享受男欢女爱，或享用有鱼的盛筵，以及其他珍馐美味，都不足以使生活拥有真正的幸福。他认为，快乐的量的极限，就是一切能够致使痛苦的事物的排除，在快乐存在之处，只要快乐持续着，则身体的痛苦，或心灵的痛苦，或并此二者，就都是不存在的。当某些快乐会给我们带来更大痛苦时，我们每每放过这许多快乐；如果我们忍受一时的痛苦而可以有更大的快乐随之而来，我们就认为有许多痛苦比快乐还好。

三、遵循理性和美德是幸福的保障

一个人要想获得幸福，就必须摆脱偏见，就得学习自然规律的知识，学习哲学。伊壁鸠鲁说，使生活愉快的乃是清醒的理性，理性找出了一切我们取舍的理由，清除了那些在灵魂中造成最大的纷扰的空洞意见。哲学的目的是追求人的幸福，青年人和老年人都应该学习哲学，活到老，学到老。一个人如果能明智地、正大光明地、正当地活着，就一定能愉快地活着；一个人如果不能明智地、正大光明地、正当地活着，就不可能愉快地活着。因为各种美德都与愉快的生活共存，愉快的生活是不能与各种美德分开的。

四、要使灵魂平静，就必须消除对神鬼、对死亡的畏惧

因为这些都会扰乱灵魂，使人难以享受到真正的快乐。伊壁鸠鲁认为，神不管人间的具体事，人死后灵魂也就随之消散了。因此，人用不着畏惧神鬼。他说，死与我们无干，因为凡是消散了的都没有感觉，而凡无感觉的就是与我们无干的。当我们存在时，死亡对于我们还没有来，而当死亡时，我们已经不存在了。贤者既不厌恶生存，也不畏惧死亡；既不把生存看成坏事，也不把死亡看成灾难。一切善恶吉凶都在感觉中，而死亡不过是感觉的丧失。一个人如果正确地理解到终止生存没有什么可怕的，对于他而言，活着也就没有什么可怕的。

五、要使灵魂平静，还必须克制对权势、对财富的贪欲

伊壁鸠鲁主张把物质欲望减少到最低限度，过简朴的物质生活。他认为，渴望财富与荣誉这样一些愿望是徒劳无益的，因为它们会使得一个本可满足的人得不到安宁。他劝告弟子们逃避公共生活，因为一个人所获得的权势越大，因嫉妒他而想要伤害他的人数就会随之增加。纵使他躲避了外来的灾难，但内心的平静在这种情况下也是不可

能的。有智慧的人必定努力使生活默默无闻，这样才可以没有敌人。伊壁鸠鲁对幸福的定义奠定了人本主义幸福观的基础。伊壁鸠鲁虽然主张应该按照是否有利于肉体的健康和灵魂的平静，自由地去寻求和享受人间的快乐，但是，他明确反对极端享乐主义和纵欲主义，承认理性和美德对于幸福生活的重要作用。在这一点上又与亚里士多德走到了一起，可见，不遵从平衡的极端主义和过度物欲的享乐主义，都是我们应该摒弃的。

幸福的解读——马斯洛的动机理论幸福观

亚伯拉罕·马斯洛（1908—1970年）是享誉全球的美国社会心理学家、人格理论家和比较心理学家，是人本主义心理学的主要发起者和理论家。马斯洛师从著名心理学家哈洛攻读心理学，1934年获得博士学位。之后，他一直从事心理学的教学和研究，曾任美国人格与社会心理学会主席和美国心理学会主席。马斯洛的幸福观主要有以下要点：

一、幸福是需要的满足

马斯洛说，基本需要必须得到满足，否则我们将要得病。基本需要的满足会导致各种各样的结果：产生有益的、良好的、健康的、自我实现的效应。任何真正的需要的满足都有助于个人的改进和健康发展。任何基本需要的满足，都是背离神经病的方向而向健康的方向迈进了一步。在马斯洛看来，满足各种各样的需要，是人一切行为的动机，也是幸福的源泉，人的幸福都来自需要的满足，如果没有需要的满足，人既不可能有生理健康的幸福，也不可能有精神健康的幸福。

二、需要是分层次的

马斯洛认为，所有的需要都可以归结为五个层次，即生理需要、安全需要、归属与爱的需要、尊重的需要和自我实现的需要。基本需要虽然是低级需要，但是满足其他需要的基础，也是推动人们行动的强大动力。安全需要是比生理需要较高一级的需要。当生理需要得到一定程度的满足后，安全需要就会凸显出来。当安全需要满足后，机体会从担心、不安、焦虑、紧张的状态中解放出来，去寻求爱、归属、独立、尊重、自尊等。归属与爱的需要，是指个人渴望成为家庭或者社会共同体的一分子，是对友情、信任、爱情的需要。尊重的需要可分为自尊、他尊和权力欲三类，包括自我尊重、自我评价以及尊重别人。尊重的需要很少能够得到完全的满足，但基本的满足就可产生推动力。自我实现的需要是最高等级的需要，满足这种需要能最充分地发挥自己的潜在能力，使自己趋于完美。马斯洛认为，人都潜藏着这五种不同层次的需要，但在不同的时期表现出来的各种需要的迫切程度是不同的。人的最迫切的需要才是激励人行动的主要原因和动力。在高层次的需要充分出现之前，低层次的需要必须得到适当的满足。每一层次的需要及其满足状况，不仅决定个体人格发展的境界，也决定一个人的幸福状况。

三、幸福在需要不断满足、不断升华的过程中得以体验

马斯洛说："我所观察到的需要的满足只能产生短暂的幸福，这种幸福又会趋向于被另一种（希望是）更高级的不满所接替。人类想要得到永久幸福的希望看来是永远也实现不了的。当然，幸福的确降临过，是实实在在、可以看到的。""人类似乎从来就没有长久地感到过心满意足——与此密切相关的是，人类容易对自己的幸福熟视无睹，忘记幸福或视它为理所当然，甚至不再认为它有价值。"任何需要的满足所产生的最根本的结果是这个需要被平息，一个更高级的需要出现了。

四、低级需要是优势需要，但高级需要的满足能够给人带来更大的幸福

马斯洛在《动机与人格》第七章专门比较了高级需要与低级需要的差异。他认为，需要在不同阶段对行为的支配力是不同的，基本需要虽然是低级需要，但可以转化为优势需要，在各种需要都难以满足的情况下，越是低级的需要越强烈、越重要，在各种需要都有条件满足的情况下，越是高级的需要越具有更大的价值。他说，生活在高

级需要的水平上，意味着更大的生物效能、更长的寿命、更少的疾病、更好的睡眠、更好的胃口等。高级需要的满足能引起更合意的主观效能，即更深刻的幸福感、宁静感以及内心生活的丰富感。追求和满足高级需要代表了一种普遍的健康趋势，一种脱离心理变态的趋势，具有有益于公众和社会的效果。需要的层次越高，爱的趋同范围就越广。此外，需要的层次越高，心理治疗就越容易，并且越有效。而在最低的需要层次上，心理治疗几乎没有任何效用。自我实现的人是各层次的需要都得到较充分满足的人，因而，自我实现的人是最幸福的人。

五、要想成为自我实现的人，就得具备多方面的优秀品质

马斯洛通过对林肯和托马斯·杰弗逊两位历史人物的研究，通过对爱因斯坦、罗斯福、斯宾诺莎等同时代有卓越贡献的当代人的研究以及借鉴其他人的研究资料，总结出了自我实现的人所具备的共同品质，从而为人们走上自我实现的道路，争取更大的幸福指明了方向。这些共同的品质是：

（1）对确实存在的事物具有深刻的洞察力，对未来的预测具有较高的准确率。因为他们在感知世界时，较少地受愿望、欲望、焦虑、恐惧的影响或较少地受由性格决定的乐观或悲观倾向的影响，不会掺杂自己的主观愿望和成

见，而是按照客观世界的本来面貌去反映。（2）对自我、他人和自然的接受。（3）在人际交往中，具有流露自己真实感情的倾向，他们不会装假或做作，他们的行为坦诚、自然。一般而言，他们都有足够的自信心和安全感，这就使得他们足以真实地表现自己。（4）以问题为中心，而不是以自我为中心。（5）具有超然独立的特性和离群独处的需要，为了在减少干扰的条件下更好地深思，以便去寻求更为合理的解决问题的方案。（6）具有自主性，由成长性动机所推进而不是由匮乏性动机推进，因而他们更多依赖自己而不是外部环境，能够抵制外部环境和文化的压力，独立自主地发挥思考的能力，自我引导和自我管理。（7）能够对周围现实保持奇特而经久不衰的欣赏力，充分地体验自然和人生中的一切美好东西。（8）能够经常地感受到一种视野无垠的令人狂喜、惊奇、敬畏以及失去时空感的神秘的高峰体验。（9）对人充满爱心。他们所关心的不局限于他们的朋友、亲属，而是涉及全人类。他们已经把自己从满足自身狭隘需求的牢笼中解放了出来。（10）具有深厚的友情，他们能够像关心自己一样，关心所爱者的成长与发展。（11）具备民主的精神，极少偏见，愿意向一切值得学习的人学习。（12）区分手段与目的，强调目的，手段必须从属于目的。（13）富于创造性，具有独创、发明和追求创新的特点。（14）富于哲理的、善意的幽默感，处事幽默、风趣，善于观察人世间的荒诞和不协调现象，并能够以一种诙谐、风趣的方式将其恰当地表现出来。（15）不落俗套，反对盲目遵从。上述自我实现的人所具备的这些优秀品质，实际上是马斯洛对什么样的人才是终身最幸福的人的生动而又具体的阐释。

以马斯洛为代表的动机理论学派，把幸福定义为需要的满足，这无疑是一个巨大的进步。因为这个定义能够涵盖一切幸福的具体形态，更为深刻地揭示了幸福的本质，也能够解释人类生活的现实。残羹剩饭之所以相对于饥饿的乞丐是幸福，因为乞丐体内营养缺失了，他需要能够食用的东西；重逢对久别的恋人来说是幸福，因为他们太渴望在一起了，他们需要爱；名校的录取通知对于参加高考的学子是幸福，因为名校能够满足他们学到更多知识进而争取到更好前程的需要。我们所体验到的任何一种幸福都毫无例外的是某种需要满足的结果。马斯洛的伟大功绩还在于划分了需要的层次，从整体论的角度揭示了各需要层次之间的内在联系。马斯洛的自我实现理论是一个非常有实用价值的理论，为人们指出了实现幸福目的的一些可靠的途径和方法。

大量的事实说明，低级需要的满足，并不一定必然地催生出高级需要。我们从现实生活的实际状况中，看不到随着富人的增多和社会富裕程度的提高而必然产生人们需要境界的提高和社会道德水准提高的趋势。相反，我们在富人们身上看到更多的是生活的腐化、精神的颓废和道德的堕落。极端自私的人不论多么有钱，都不会因为财富的积累而自动地、必然地产生救苦救难的慈善心肠和捍卫正义的社会责任。

◇ 工作与生活的和谐

前文我们提到了迈向幸福生活应具备的心态，并介绍了哲学上的主流幸福观。"逆境顺境看襟度"，不仅如此，我们还要"大事小事有担当"，而这里的担当，除了生活之外，更多的是在工作上。毕竟，我们完整的人生包含工作和生活两大部分，其中夹杂了我们的个人信念与理想、我们的爱好和向往、我们的人际关系和亲情等等，一起构成了我们丰富多彩而令人向往的人生。

在短暂而又漫长的人生中，工作和生活是怎样一种关系？而我们又该如何平衡对待？

陈继儒，明朝一大奇人，他一生隐居，标榜清流，二十年不踏入城市，却又与社会交往颇多。为人深得中庸之道，既能在才情满天下的名望下二十九岁便隐居山林，过上粗茶淡饭的低碳生活；同时又深知社会，写下了《小窗幽记》这样的处世名作，同时与官宦深有交往，可谓工作生活两不误。

在《小窗幽记》里他写道："大事难事看担当，逆境顺境看襟度，临喜临怒看涵养，群行群止看识见。"这样的话告诉我们，工作中当有担当，生活中应豁达有度，从容工作，快乐生活。

工作与生活从来不是分列对立的两件事，而是相辅相成的互助关系。建立良好的心态，能帮助我们从容工作，那么工作将会游刃有余；这样更容易帮助我们的心态更为淡定，有了幸福生活的心理基础。同时，顺利的工作会让我们有了更充裕的时间，去建立良好的兴趣，感受当下的生命，去多陪陪家人，多看看世界，幸福油然而至。形成正反馈后，充足的幸福感又让我们淡定而从容地工作。

最后，让我们重温爱因斯坦的一句话："真正的快乐是对生活的乐观，对工作的愉快，对事业的兴奋。"从今天开始，从容工作，快乐生活。

后　记

　　本书思想基于多年对工作与生活的思考，成文于2018年。2018，注定是一个载入史册的转折之年，这一年我们的国家经历太多事情，但浮于社会的表情特征始终是焦虑——浮躁心态下的焦虑。这也是本书在2018年成书的原因，我们需要用更深远的眼光看待事物，来破解现在的焦虑感。

　　"转折"，这个词我们时常提起。个人的发展有转折，企业的运营也有转折，通常每隔三至五年都会有一个转折期，正如船舶掉头，火车转弯，是常见的。而2018年之所以是载入史册的转折时代，是因为这是一个更大格局上的转折——世界处于百年未有之大变局。

　　中国经过几十年高速发展，现在虽然是一个工业产值和贸易额都稳居第一的经济体，但是有一部分人本质上还不够自信，就如同一个年轻人突然个头长起来了，其实心智发育还没跟上。

比较典型的表现就是社会心理还比较脆弱，稍微遇到一个困难就容易焦虑。焦虑，通常产生于转折期。

这种焦虑的心理是一种脆弱的表现，一些个体孤立的事件容易被舆论无限放大，从而引发集体性的恐慌。现在随便一个"专家"搞个耸人听闻的观点就能引发恐慌性传播，比较典型的就是二胎基金论与民营经济退出论——明显不靠谱偏偏还能引起社会的集体恐慌。

而我们深入思考，这正是一个蕴含着巨大机遇的焦虑时期，顺利度过这个时段，可以想象一个高速成长而又趋于成熟的年轻人将如何影响世界格局，如何改变现有思想和体制。现在驾驭世界平衡和发展的政治体制，以及经济理论，并不一定是最优的。

焦虑，从来都不是一种事实，而是幻象。焦虑产生，通常伴生于新旧交替；焦虑退去时，通常宣告着新的时代来临。

由近及远，2008年次贷危机冲击下的焦虑期，随后带来了基建大发展和内需爆发的十年高增长；1998年经济危机的焦虑期，催生了2011年加入世贸组织的巨大利好；1988年价格闯关失败造成的通胀，带来全民焦虑，随后迎来了进一步改革开放的南方谈话；1978年国运跌入谷底，国家不知道何去何从，随后迎来了四十年谁也意想不到的大发展……甚至在民国黄金十年之前，也存在着外有强敌，内有战乱的全民焦虑时期。

焦虑，从来都蕴含着除旧迎新的力量。

每个人，每个国家，在成长或者发展的某个阶段，都会有焦虑期。而中国正在这个节点上。焦虑期一定会过去，而我们应该在这个时期以更高的格局去看待问题，哪怕是涉及自身的事情也应该站在历史和哲学的角度去看待，而不应被情绪所左右。

放在我们个人自身角度，其实改革初期制定的温饱和富裕目标基本已经实现，焦虑的根源无非是对未来的担忧：教育、医疗、养老、住房、工作机会等。而这些问题，恰恰正是国家层面的问题，作为个体无论是否焦虑，都无法根本改变。

现存的这些社会焦虑根源，未来是会变得更加尖锐还是会逐步解决？我们的看法是将逐步解决，未来会是一个超乎我们想象的和谐盛世。

回头看，改革开放以来，其实我们国家的每个十年，成就都超出预期，源于我们国家强大的文化底蕴和一个统一坚定谋发展的政府。每一个十年都变得比以前更好，政府的政策越来越人性，法律越来越健全，人民的认知在提升。在这种坚定的方向指引下，在有规划的节奏下，有什么理由不相信下一个十年会变得更好呢？社会还存在很多问题，但比起过去，每一天都在进步，不是吗？

在现在这个时间节点，会是一个全球性质新旧交替的转折点，也是我们改革以来社会发展的转折点。

人类追求美好生活最重要的两个要素莫过于发展和分配。改革前四十年坚定不移的方向是发展，那么后面更重要的任务是分配。而现阶段我们面临的焦虑根源诸如医疗、养老、住房等因素，固然和发展指数相关，但更重要的是一个分配问题。高速发展的过程中存在资源分配不均，中国超大的国土面积又造成了地区发展不均。

现阶段政策频繁提及的税改、转移支付、去杠杆、环保以及反腐等等，其实都是政策转移的迹象。我们应该看到，国家已经在调整方向，把政策更多地应用于分配问题，从而创造可持续的发展和人民的幸福生活。

在经济新常态的转折点，社会发展新旧动能转换，出现一些焦虑情绪是可以理解的。我们的人生是由种种顺利和不顺构成的。"不顺"不是我们希望的，但客观存在，让我们为自己的命运而怨恨，甚至灰心丧气，稍一气馁便被击垮。然而，工作却隐藏着一种伟大的力量，它能够帮助你在逆境中战胜"不顺"，给人生带来光明和希望。而在生活中低碳环保，发展多彩爱好，也有利于消化和转移不良情绪。

中国人从焦虑时代走出来以后，对生活的价值、生命的价值会有新的认识，这些方向决定了未来新时代的社会生态和过去可能完全不一样，我们要把眼光放远一些，跳出这个时间节点的藩篱，看世界大势，看可期待的未来。

中国的社会进步需要更多理性思考的人，需要社会的心智慢慢变得成熟——我们希望通过此书来做一点贡献。让大家多一些理解，多一些思考，多一些面对未来的解决方案，少一些针对过去的吐槽，不内耗，不折腾，逐步地实现社会和解、社会和谐。

纵观几千年，我们曾经辉煌，但我们从来没有渴望过霸权。如果把时间单位以"百年"界定，那么，世界上的各个文化、民族元素，终究会各归其位，回到长期以来的习惯位置上。

本书编写组

2018年10月

又及：

正如后记所言，2018是一个巨大的十字路口，也将会是一个载入史册的转折点。

因为核稿及出版周期等种种原因，2018年成文的书稿，将于2019年6月付印。在这半年中，又发生不少大事，印证了书中的一些观点。

大国竞争从隐性变为显性，博弈逐步浮出水面。2019年上半年发生的事情，仅仅是这场竞争的第一步，它是一个迅速崛起的新兴大国与一个守成大国之间无法避免的矛盾的一个表象，竞争仍将持续。

造成社会焦虑氛围的"不确定性"变得更加莫测，这个"不确定性"已经不仅仅是自身发展过程中的探索，同时又叠加了外部超级大国政策多变的因素。

淡定从容才能开放包容，焦虑急躁导致混乱和封闭。

这句话不仅适用于个人，更适用于国家。

从国家政策上看，中国在致力于坚定而有序地推进既定发展规划："一带一路"、中国智造、深化改革开放……而大洋对岸的多变政策明显带着焦虑和急迫的情绪。由此看来，未来可期。我们更应该以淡定从容的心态，以时不我待的精神，加强自身建设，推进自身开放，打牢复兴基础。

作为个人，在国家复兴的这一关键节点，淡定从容，坚守自己的岗位，就是对国家最大的支持。

祝祖国繁荣富强，愿人民安居乐业！

本书编写组

2019年6月